JN127146

診療所で働く人のための

朝の1分間勉強会

監修
横林賢一

編著
ほーむけあクリニック

中外医学社

序文

　2017 年に「ほーむけあクリニック」を開設した当初から，「学び」を大切にしています．学びのための予算をつけて学会やセミナーへの参加を推奨し，外部講師によるワークショップを開催しました．こうすることで，スタッフ個々の学びは深まったため，もう一歩先の「学び合える組織」を目指したいと思うようになりました．教え合い学び合うことで，個人だけでなく組織としても成長し，結果として患者さんの笑顔と健康につながると考えていたからです．そこで思いついた取組みが「朝の１分間勉強会」でした．

　当院では，毎日の朝礼で伝達事項の共有を終えた後，１分間勉強会を行っています．他の職種に知ってもらいたい内容について，本書の構成のように Q → A → 解説の順に担当者が約１分で話をします．その後，聞いていたスタッフが質問やコメントをします．

　１分間勉強会の内容は，実際に発表した順番で本書に掲載しています．最初からでも目次で気になったところからでも，自由にご覧いただけたらと思います．当院は，外来・入院・訪問診療を行う有床診療所ですが，無床診療所・病院などさまざまな医療機関のどの職種の方にもお役に立てる内容になっています．

　朝の１分間勉強会により，たくさんの良い変化がおきました．

- 個人の学びだけでは知り得なかった知識を得ることができる
- スタッフが患者さんに伝える内容に一貫性が出る
- 他職種の専門性・得意領域を知ることで，困った際に気軽に相談しやすくなる
- 定期的に発表（アウトプット）する機会があるため，スタッフに学習する習慣ができる
- 発表するスタッフ一人ひとりにスポットがあたることで，所属感につながる

　本書を監修・編集する過程で，日々の業務に加え，様々な学びを伝えあっていることに改めて感激しました．コロナ禍で忙しくても，いつも笑顔で一緒に踏ん張ってくれるスタッフに，この場を借りて心から感謝の意を表します．

　2023 年 2 月

横林賢一

　手探りで始めた「朝の1分間勉強会」ですが，試行錯誤を重ねた結果，無理なく楽しく学び合える仕組みになりました．ぜひ，みなさまのご施設でも取り入れていただきたく思い，実際の取組みを共有させていただきます．毎日行なうのは大変なので，週に3回のみ実施しています．月曜日は医師，水曜日は看護師，金曜日は事務・作業療法士・介護士・介護支援専門員が担当し，発表の順番は各曜日内で予め決めています．主には口頭で発表しますが，朝礼の最中に急にスタッフが倒れ，ワクチン接種後のアナフィラキシーの設定で寸劇が始まるなど，緊急時に備え避難訓練的にロールプレイを行なうこともあります．Q111「院内で停電が起きたらどうする？」のように，院内のローカルルールも1分間勉強会で取り上げています．

　始めてしばらくは，うまくいかないこともありました．①調べたことを読み上げるだけで何がポイントかわからない，②何をテーマに選んで良いかわからない，③反応がなく発表が役に立っているか不安，④忙しいときは負担になる，などの声が聞かれました．それぞれに対して，①Q→A→解説の順で発表し伝えたいことは一つに絞る，②休憩室にボードを設置し他職種に聞いてみたい内容を自由に書き込む，③必ず誰かが質問やコメントをする（本書では「院長から一言」として掲載しています），④忙しいときは気軽に中止する，などの対応をすることで解決しました．

　本書をご覧いただいている方々の所属医療機関によって特徴が異なり，学び合いたい内容も変わってくると思います．たとえば，当院は赤ちゃんから高齢者まで診る総合診療をしているため，小児のワクチン，起立性調節障害，認知症など対象・内容が多岐にわたる傾向があります．皮膚科専門医が在籍しているため，皮膚疾患の内容が多くなっているのも特徴でしょう．それぞれの場でリアルに役立つ学びを得ることができるのが1分間勉強会の良いところの一つです．

　序文で紹介したように，朝の1分間勉強会にはたくさんのメリットがあります．この学び合う仕組みを取り入れたことで，組織が成長・成熟していくのを強く実感しています．是非，みなさまのご施設でも朝の1分間勉強会を導入し，学び合う文化をご堪能いただけたら，これほど嬉しいことはありません．

CONTENTS

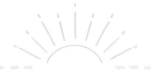

Q1 水をたくさん飲んだら，膀胱炎になりにくいって本当？

>医師

A 1日1.5L以上の水を余分に飲めば膀胱炎になりにくくなる．

　水をたくさん飲めば，膀胱の中の菌を尿で洗い流してくれるため，膀胱炎になりにくいと考えられています．膀胱炎は女性に最も多くみられる感染症の一つで，女性の半数以上が生涯に1回以上経験します．また，初回の膀胱炎後，約3割の女性が6カ月以内に再発を経験します．

　膀胱炎を繰り返す女性がたくさん水を飲むと，どのくらい膀胱炎が減るか調べた研究があります．1日1.5L以上の水を普段よりも追加で飲むと，膀胱炎がなんと3.3回/年から1.7回/年に軽減しました！ さらに，抗菌薬での治療回数も減りました．人への抗菌薬投与の約15%は，膀胱炎など尿路感染症の治療に使われていると推定されていますので，水を多く飲むだけで抗菌薬の使用量が減るのは素晴らしいことだと思います．ただ，水をたくさん飲むことでトイレの回数が増えてかえって大変！と思われる方もいるかもしれませんね（笑）．

　ちなみに，尿を我慢すると膀胱炎になる，とよく言われます．これは，我慢すること自体が問題なのではなく，仕事中・外出中にトイレに行く頻度を減らすため，意図的に水分を少なく摂取する結果，尿の量が減ることが原因と考えられています．

✉ 院長から一言

膀胱炎を繰り返す人には，ペットボトルに水を入れて持ち歩くよう勧めてみよう．

▶文献　Hooton TM, et al. JAMA Intern Med. 2018; 178: 1509-15.

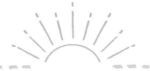
Q2 食物アレルギーが心配な場合，離乳食の開始は遅らせた方がいいの？

>医師

A 遅らせる必要はない．

2019年に離乳食のすすめ方（授乳・離乳の支援ガイド）が12年ぶりに改訂されました．

食物アレルギーの発症を心配して離乳の開始や特定の食物摂取開始を遅らせても，食物アレルギーの予防効果があるという科学的根拠はないことから，生後5〜6カ月から離乳を行うように推奨されるようになりました．従来のガイドでは生後7〜8カ月頃からとされていた卵（卵黄）の摂取時期が，今回の改訂では離乳初期である5〜6カ月からとされました．これは生後6カ月から少量の卵成分を食べ始めた子どもの方が，1歳時点の卵アレルギーの発症率は低かったという研究結果に基づき，早期からの摂取が促されています．また子どものアレルギー疾患予防のために母親が特定の食品を避けたり過剰摂取したりする必要はなく，バランスよく摂取する重要性も明記されました．

食物アレルギーの予防に大切なのは，スキンケアです．皮膚があれていると卵などのアレルギー原因物質（抗原）が皮膚から侵入し，アレルギー発症の引き金になります．赤ちゃんの頃からスキンケア（肌の保湿）をしっかりして肌をツルツルすべすべの状態に保つことが大切です．

✉ 院長から一言

乳幼児の食物アレルギー対策として離乳食の開始を遅らせたり一部の食材を除去するより，スキンケアの方が大切です．

▶文献　1）厚生労働省．授乳・離乳の支援ガイド（2019年改定版）．
　　　　　https://www.mhlw.go.jp/stf/newpage_04250.html
　　　2）Natsume O, et al. Lancet. 2017; 389: 276-86.

JCOPY 498-12004

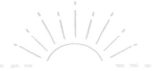

Q3 高齢者の高血圧は, どの値を目標に下げたらいいの？

>医師

明確な目標値はないが, 150/90mmHg あたりが目安.

これ, すごく難しい問題なんです.

75歳以上であっても, 血圧は140/90mmHg以下を目指した方がよいと日本の高血圧ガイドラインには記載されています. これは, 高齢者でも血圧が低い方が死亡率などの予後が良いという研究結果に基づいたものです.

一方で, 収縮期血圧は年齢＋90でよい (例えば70歳なら収縮期血圧160mmHgまでOK) と言われることもあり, 低いとかえって良くないとされる研究もあります. 例えば, 85歳以上の高齢者の収縮期血圧が140mmHg未満だと, 170mmHg以上に比べて死亡率が高く, 認知機能低下が早かった, という報告もあります.

なぜこういう結果になっているかというと, 高齢になればなるほど, 医学的多様性が増えるからです. びっくりするぐらい元気な高齢者もいれば, フレイル(虚弱) な高齢者もいます. ポリファーマシー (多剤内服) の方, たくさんの病気を抱えている方もいます. 上記のさまざまな研究は, これらの患者さんを全部ひっくるめたり部分的に除外したりしているため, 結果に差が出ていると思われます. したがって, 高齢者において明確な降圧目標値はないのですが, さまざまな研究結果から筆者は150/90mmHgあたりが一つの目安かなと考えています.

血圧を下げる場合, 降圧剤は少ない量でゆっくりと下げていき, ふらつきなど有害事象が起きないか, 多剤内服になっていないか確認する必要があります. 降圧薬を使わないのも重要な選択肢だと思います.

✉ 院長から一言

高齢者の血圧は, 無理に下げないのも大切な選択肢の一つ.

▶文献 日本高血圧学会. 高血圧治療ガイドライン2019. ライフサイエンス出版; 2019.

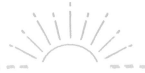

Q4 健康のためには 1日にどのくらい歩いたらいいの？

>医師

A 7500 歩が目安.

　健康長寿のためには1日1万歩が必要，と聞いたことがあるかもしれません．これはなんと，万歩計が作られた数十年前の宣伝で使われていたキャッチフレーズが現在まで語り継がれてきたという側面があります．

　そこで，どのくらい歩いたら健康に良いのかを調べるための研究が行われました．すると，ほとんど歩かない集団（2000歩台）と比べると，4000歩歩くだけで死亡率が下がり，7500歩で死亡率が最も低くなりました．別の研究では，1日1万2000歩までは歩数が多ければ多いほど死亡率が下がりましたが，それ以上歩いてもほとんど差はありませんでした．1日1万歩は万歩計が作られた時のキャッチフレーズでしたが，長寿のためにはいい線いっていたのですね！

　というわけで，患者さんから「どのくらい歩いたらいいの？」と聞かれたら，「7500歩が目安です」と答えることにしています．歩くのが苦手な人なら，まずは4000歩を目指してもらいましょう．時々，歩きすぎて膝や腰を痛める方もいます．その場合は「1万2000歩より多く歩いても長生きに差はなさそうなので，ほどほどに」と伝えてあげるとよいですね．

📩 院長から一言

具体的な数字目標を伝えると，患者さんはより実行しやすくなりますよ.

▶**文献** Lee IM, et al. JAMA Intern Med. 2019; 179: 1105-12.

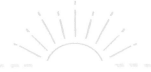

Q5 軟膏の塗り方にコツはあるの？

>看護師

 1FTU で大人の手のひら１〜２枚分の面積を塗ることが，軟膏外用において適正量である.

　軟膏塗布をする際に，基準があります. チューブタイプの軟膏を人差し指の先端から第一関節まで絞った量が，大人の両手の手のひら１〜２枚の量となります (1 Finger Tip Unit，1FTUと言います). 表面が軽く光るか，ティッシュが１枚貼り付くくらい塗った状態が，外用の適正量の目安となります. 成人であれば，全身に軟膏塗布する場合，５gのチューブ２〜３本分と言われています. 乾燥している皮膚は，表面がボコボコになっているため，あまり軟膏を薄く塗ると，皮膚のへこみ部分にしか薬が入らないため，効果が十分ではありません. 薬の種類にかかわらず，例えば，皮膚の湿疹に対してステロイドを塗布する場合も同様の量が必要です. 湿疹に対してステロイド軟膏を塗布した場合は，多くの場合保湿剤を上から重ねて塗る必要はありせん. 医師の指示に従い，皮膚の状態をみながら徐々にステロイドを塗る回数を減らしていきます. 軟膏は適正量を適切な位置に塗ることで効果を発揮しますので，しっかり外用指導を行い，患者さんご自身が適正な量を毎日外用できるように支援を行っていくことがとても大切です.

✉ 院長から一言

軟膏を処方するだけじゃなく，しっかりと塗り方を説明することが大切です. 当院では別室で看護師が塗り方指導をしています.

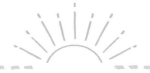

Q6 要介護認定の申請の対象となる人は？

>ケアマネ

A 介護保険申請対象者は，第1号被保険者，第2号被保険者.

　介護保険の加入者には第1号被保険者（65歳以上）と第2号被保険者（40～64歳までの方）の分類があります. 保険料の支払い義務はどちらにもありますが，サービス対象者は原則として第1号被保険者だけになります.

　第2号被保険者は，医療保険に加入していて，以下の加齢が原因とされる病気（特定疾病）によって介護や支援が必要な方が対象となります.

【特定疾病】

●がん（医師が一般に認められている医学的知見に基づき，回復の見込みがない状態に至ったと判断したものに限る）
●脊柱管狭窄症　●骨折を伴う骨粗鬆症　●関節リウマチ　●早老症　●初期における認知症（若年性認知症）●筋萎縮性側索硬化症　●多系統萎縮症　●閉塞性動脈硬化症　●後縦靭帯骨化症　●脳血管障害　●慢性閉塞性肺疾患　●脊髄小脳変性症　●糖尿病性神経障害，糖尿病性腎症および糖尿病性網膜症　●両側の膝関節または，股関節に著しい変形を伴う変形性関節症　●進行性核上性麻痺，大脳皮質基底核変性症およびパーキンソン病

院長から一言

　40～64歳の方は見逃されやすいので，特定疾病をもう一度確認しておきましょう.

▶**文献**　広島市. 介護保険制度のご案内パンフレット.

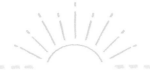
Q7 皮膚科軟膏処置の算定は？
>事務

A 広さ，範囲によって点数が異なる．同一疾病やそれに起因する病変については，それぞれの広さを合算し算定する．

　軟膏処置は，湿疹，乾癬，帯状疱疹，白癬等をはじめとしてほぼすべての皮膚疾患において実施される可能性がある処置です．皮膚科軟膏処置（医科は1点10円）の点数は以下のとおりです．

1. 100 cm^{2}以上500 cm^{2}未満　　　55点
2. 500 cm^{2}以上3000 cm^{2}未満　　85点
3. 3000 cm^{2}以上6000 cm^{2}未満　155点
4. 6000 cm^{2}以上　　　　　　　　270点

注1：100 cm^{2}未満の場合は，基本診療料に含まれ，算定できない．

注2：在宅寝たきり患者処置指導管理料を算定している患者（これに係る薬剤料または特定保険医療材料料のみを算定している者を含み，入院中の患者を除く）については，皮膚科軟膏処置の費用は算定できない．

【処置範囲の考え方】

処置の範囲に対する考え方は，下記のとおりです（※創傷処置，熱傷処置，重度褥瘡処置，皮膚科軟膏処置等に共通する考え方です）．

①「範囲」とは，包帯等で覆う創傷面の広さ，または軟膏処置を行う広さをいいます．

②同一疾病やそれに起因する病変については，複数の部位に実施した場合でも，それぞれの広さを合算して範囲を考えます．

✉ 院長から一言

　処置範囲により点数が異なり，また外用薬の投与量の算定根拠として必要なため，必ず部位・範囲を記載しましょう．

▶文献　診療報酬研究会，編著．診療所外来点数マニュアル2022．じほう；2022．

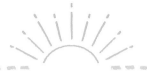

 8

状態が悪い人には，
酸素を投与した方がいいの？

>医師

 SpO$_2$ が 93%以上あれば，酸素投与しなくて OK.

　血液中の酸素は多い方が良いと思われがちですが，多すぎるとかえって良くないこともあります．高濃度の酸素を吸入することで，無気肺，心拍出量低下をきたすことがあります．COPD（慢性閉塞性肺疾患）の方に対するCO_2ナルコーシスの害はよく知られていますが，急性心筋梗塞や脳梗塞患者さんに対する不必要な酸素も有害であることが報告されています．また，ICU患者さんにおいて，SpO$_2$ が97%〜100%の場合，93%〜97%の群と比べて，ICU死亡率が高いという研究結果もあります．僕たちが医師になった頃は「具合が悪そうだったらとりあえず全員酸素」と習っていましたので，驚きです．酸素投与も「過ぎたるはなお及ばざるがごとし」なのですね．

　多すぎる酸素はかえって害を及ぼすことがあるのです．よって当院では，SpO$_2$ が93%以上あれば酸素投与は行わないことにしています．酸素を必要とする入院患者さんでは，SpO$_2$ 93%以上維持できていれば酸素を減量・中止するような指示を出しています．

　　▼　院長から一言

　酸素投与も「過ぎたるはなお及ばざるがごとし」．

▶**文献** 日本呼吸ケア・リハビリテーション学会，日本呼吸器学会，編. 酸素療法マニュアル. メディカルレビュー社；2017.

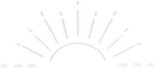

Q9 ワクチン接種は, スケジュール通りでないといけないの？

>看護師

A ワクチンはスケジュール通りに接種できなくても大丈夫. 大切なことは, 最終的に規定の回数を接種すること.

　外来でのやりとりの中で, 小児の予防接種のスケジュールから大幅に遅れてしまい, 「ごめんなさい, ダメな親で」と言われる保護者の方は少なくありません. 私たち看護師は, 「大丈夫です！ダメではありません！来てくださってありがとうございます. 遅れても問題ありません. もう一度スケジュールを組み立てましょう」と声をかけます. ワクチン接種の場合, 最終的に必要なワクチンを既定の回数分接種するということが大切であると説明しています. また, 公費で接種できる期間が限られているので, それを加味したうえでスケジュールを組み立てる必要があります. また一方で, 該当の月齢が過ぎてしまうことでワクチンの効果が乏しくなったり, 保険適用でなくなってしまうこともありますので, 医師と確認が必要です. 予防接種は「自分と他者の健康を守る」という視点が基本です. たとえば国が行っている風しんの予防接種の助成は, とても良い例です. 今後は, 地域で暮らす海外渡航者／外国人労働者の増加が見込まれますので, 各国のワクチンスケジュールの把握や接種の確認・啓発も大切になっていきます.

✉ 院長から一言

　未就学児は年長児で接種するMR2期の際に, 小学生以上ではインフルエンザの予防接種の時に母子手帳を確認し, 医療者側からキャッチアップを提案するとよいです.

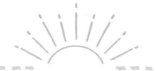
Q10 もう一度行きたくなるクリニックは，どんなクリニック？

>作業療法士

A 医師とスタッフの対応が良いともう一度行きたくなる．

　患者1000人に聞いた調査によると，この「診療所にまた来たい」と思う人は，約6割いるそうです．その理由は，医師の腕や対応が良かった，が85.9％，受付スタッフや医療スタッフの対応が良かった，が55.2％．医師以外のスタッフの対応の中で，「また来たい」と思う理由としては　①説明や質問に対する返答がしっかりしている，が71.5％，②接遇や態度がきちんとしている，が56.3％，③やさしく思いやりがある，が44.9％，④医学知識が豊富で頼りになる，が32.7％，⑤手際がよい，が27.3％，⑥身だしなみがきちんとしている，が21.6％でした．

　ここで大切なことは，患者さんの"不安，不快，苦痛，心配"という気持ちに寄り添い，少しでも和らげることが，再診したいと感じるあたたかい接遇につながるということです．病んだ体を治すのは医療技術によるところが大きいですが，病んだ心を癒やすのは思いやりが大切です．

　ちなみに，相手に対する第一印象は，見た目と話し方でほぼ決まるそうです．話し手が聞き手に与える印象の構成要素として，①視覚情報…身だしなみ，表情55％，②聴覚情報…声質，口調38％，③言語情報…言葉7％．身だしなみを整え，にこやかに対応することで，第一印象がぐぐっとアップします．スタッフ一人ひとりの心がけで病院に対する好感度にもつながります．

✉ 院長から一言

医学的な研鑽が必要なのはさることながら，医療は「サービス業」であるという認識を持つことも大切です．

▶文献　患者1000人大調査　私が「ファン」になった診療所. In:日経ヘルスケア. 2010年10月号. 日経BP.

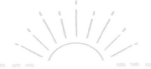
Q11 赤ちゃんって保湿した方がいいの？
>医師

A 乾燥しやすい赤ちゃんの肌は，そのバリア機能を補強する目的で保湿してあげるとよい．

　2014年，日本の論文で保湿剤を外用すると，アトピー性皮膚炎の発症を予防できるという論文が出ました．この研究では，まず両親または兄弟の一人にアトピー性皮膚炎がある赤ちゃんを118人集めて，ランダムに2グループに分けました．片方のグループに保湿剤をしっかり塗り，もう片方のグループには乾燥したときだけワセリンを塗るという研究を行いました[1]．その結果，毎日保湿剤をしっかり塗ったグループの方が，アトピー性皮膚炎の発症が3割抑えられたという結果が出ました．しかし，その後の別の研究では，やはり保湿するグループとしないグループに分けても，アトピー性皮膚炎の発症に差はなかったという結果も出ています[2]．ただし，この研究では保湿剤として保湿成分がワセリンのみであったため，もう少し保湿効果の高いものを使った場合の結果は不明という見解もあります．すでに発症したアトピー性皮膚炎に対してステロイド外用薬で皮膚状態を改善させた後には，保湿剤を塗ることで湿疹の再燃を抑えることができることも報告されています[3]．今後の研究結果が待たれますが，もともと赤ちゃんの肌は乾燥しやすくバリア機能が弱いため，バリア機能の低下はアトピー性皮膚炎の発症や食物アレルギーの発症に関わってきます．バリア機能を改善する目的で保湿を行っていくことは，有意義だと考えます．

✉ 院長から一言

　我が家の子ども3人は，風呂上がりに毎日保湿していた効果か，3人ともお肌つるつるです．

▶文献　1) Horimukai K, et al. J Allergy Clin Immunol. 2014; 134: 824-30.
　　　　2) Chalmers JR, et al. Lancet. 2020; 395: 962-72.
　　　　3) Tiplica GS, et al. J Eur Acad Dermatol Vehereol. 2018; 32: 1180-7.

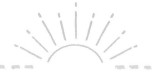

Q12 どんな時に風邪って言えるの？
＞医師

A 咳・鼻汁・咽頭痛が同時期に同程度あるとき．

　風邪の診断って，実は難しいんです．

　風邪の定義は「自然に寛解するウイルス感染症で，多くは咳・鼻汁・咽頭痛など多症状を呈する」とされています．つまり「自然に良くなる」ものなので，時間が経って良くならないと「風邪」って言えないんです．だから，結構誤診も多かったりします．

　では，どんな時に「風邪」と言いやすいでしょうか．それは，咳・鼻汁・咽頭痛が同時期に同程度ある場合です．風邪はウイルス感染症なのですが，ウイルスは同時に色んな領域を攻撃します．咳：気管支・肺，鼻汁：鼻腔・副鼻腔，咽頭痛：咽頭・扁桃，といった具合に，複数の症状が同時にあれば，風邪っぽいです．一方，細菌感染は，原則一つの臓器を一つの菌が攻撃します．なので，咳メインなら肺炎かな，鼻汁がひどければ副鼻腔炎はどうかな，咽頭痛メインなら溶連菌かな，など考えながら医師は診察を進めています．

　あと，「いつもの風邪と違いますか？」と訊ねるのも大切です．いつもの風邪と違うなら，どこがどう違うか掘り下げてみましょう．いつもと同じ風邪なら受診した理由があるはずです．出張があるから早く治したい，コロナが心配，など．診察頻度が高い風邪症状だからこそ，受診理由を確認することも大切です．

📩 院長から一言

　どんな症状がいつからどの程度あるか，いつもの風邪と違うかは毎回確認するようにしましょう．

▶**文献** 岸田直樹．誰も教えてくれなかった「風邪」の診かた 第2版．医学書院; 2019．

JCOPY 498-12004

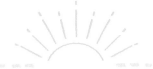

Q13 院内感染を防ぐには，何に重点を置いたらいいの？

>看護師

A 感染対策として手指衛生が特に重要である．

　基本的なことですが，手指衛生が院内感染を防ぐうえで特に重要と言われています．しかし，手洗いや手指消毒の方法や頻度等は個人差が出やすく，一人ひとりの意識を上げていくこと，習慣化していくことが必要です．

　手指衛生には5つのタイミングがあり，1.患者に触れる前（バイタルサイン測定や清潔ケアなど），2.清潔・無菌操作の前（採血や皮膚創傷ケア，同一患者のケア中に汚染された身体部位に触れた後で他の部位に触れる前など），3.体液曝露リスクの後（体液，分泌物，粘膜，創傷，創部ドレッシング材へ触れた後や，滅菌や未滅菌手袋を取り外した後など），4.患者に触れた後（バイタルサイン測定や清潔ケアなど），5.患者の周囲環境に触れた後（ベッド柵をつかむ，リネン交換を行うなど医療機器を含む患者周囲の物や環境表面に触れた後など）と言われています．

　医療者の手を介して感染が拡大するリスクを各自が再認識し，こまめな手指衛生を実践することが重要です．

▼ 院長から一言

　ゴム手袋をしているから大丈夫，と思っている方もいます．処置ごとにゴム手袋は変える，つけたままにするなら処置ごとにアルコール消毒をするなどの感染対策が必要です．

▶文献　岩田健太郎，監修．感染予防，そしてコントロールのマニュアル 第2版．MEDSi; 2020.

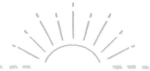

Q14 他科受診の時の初再診の算定は どうするの？

>事務

A 同日・別日など条件によって異なるので，算定には注意を はらうことが大切.

他科受診の初診・再診算定については，以下のとおりです.

【同日他科受診の場合】

1科目，2科目それぞれが初診・再診の場合で点数が異なる点に注意します.

例えば，内科・皮ふ科ともに初診の場合は先の受診科を初診282点，2科目を初診（2科目）141点で算定. 内科・皮ふ科ともに再診の場合は先の受診科を再診72点，2科目を再診（2科目）36点で算定. 内科が再診・皮ふ科が初診の場合，内科は再診72点，皮ふ科は初診（2科目）141点で算定. 内科が初診・皮ふ科が再診の場合，内科は初診（2科目）141点，皮ふ科は再診72点で算定.

2科目算定する際は内科の特定疾患，皮膚科の特定疾患に注意し，どちらの科の管理料を算定するべきか判断する必要があります.

【別日に受診の場合】

別の科で継続病名がある場合は，その科が初診であっても再診で算定します. 診察料（初診・再診）は診療科ごとではなく医療機関ごとで考えます. 初診を算定する場合は別の科の病名が残っていないか注意し，残っていれば医師に確認しています.

✉ 院長から一言

患者さんの立場からすると，複数の診療科の受診が必要な場合は，同じ日に受診できた方がよいですよね.

▶文献 診療報酬研究会，編著. 診療所外来点数マニュアル2022. じほう; 2022.

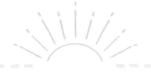

Q15 良い組織とはどんな組織？
>事務

A 良い組織の特長のひとつは，スタッフ同士が楽しくぶつかり合うことができること．

　学会の「"事務のはたらき〜在宅医療システムの構築"のシンポジウム」に参加したので他の医療機関が「良い組織」にするために取り組んでいることを紹介します．「自分で考え，言語化し，伝え合う」という取り組みをしている医療機関が印象に残りました．起こった出来事について，自分で考えて誰かに伝えることを意識して行っているそうです．他の誰かの刺激やヒントになるかもしれないし，自分自身も言葉にすることで意識が深まります．

　「自分で考え，言語化し，伝え合う」という取り組みを，この場（朝の1分間勉強会）でさっそく実践したいと思います．はじめに「良い組織」と言いましたが，はたして良い組織とはどんな組織でしょうか？私が思う良い組織とは，スタッフ同士が楽しくぶつかり合うことができる場です．患者さんのことや新しいプロジェクトについて，年齢や職種を越え，共通の目的のために考えて意見を言い合い，取り組める仲間がいること，それが良い組織だと思います．

✉ 院長から一言

学会等で学んだことを共有し，これをすぐ実行できるのが，朝の1分間勉強会の良いところの一つです．

▶文献　第1回 日本在宅医療連合学会大会．シンポジウム 36　事務のはたらき〜在宅医療システムの構築〜．2019.

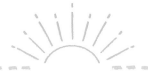

Q16 ストレスのセルフチェックには どんなツールがあるの？

> 医師

A 「ストレスマウンテン」や「メンタルろうさい」がある.

　インターネット上でできるストレスのセルフチェックリストを2つ紹介します.

ストレスマウンテン（所要時間：数分）……神戸市精神保健福祉センターが作成. チェックリストにチェックをつけていくだけでストレス因子が数値化され，自身が抱えているストレスの程度やうつ病発症リスクなどがわかります．「こころの健康対策」として，ストレス対処法や必要な際の相談窓口（主に神戸市のもの）も合わせて示されています.

メンタルろうさい（所要時間：20分程度）……横浜労災病院 勤労者メンタルヘルスセンターが作成. 今の自分が抱えるストレスの分析のほか, 職場や家庭のサポート状況, ライフスタイル, 自身のストレス対処法のクセを知ることができます. 理想のストレス対処状態に近づくためのアドバイスが特徴的かつ有用です. ストレス対処に関するお役立ち情報や, 相談先としてのメール相談, さらなる情報収集のツールとして厚生労働省のポータルサイト「こころの耳」も紹介されています.

✉ 院長から一言

患者さんのみならず, 自分自身やスタッフにもおすすめのツールです.

▶文献　ストレスマウンテン.
http://stressmountain.jp/index.html

メンタルろうさい.
https://yokohamah.johas.go.jp/medical/mhc/mentalrosai.html

JCOPY 498-12004

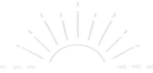
Q17 シルバーカーと歩行器・歩行車は どう違うの？

>作業療法士

A シルバーカーは『自立歩行可能な方向け』で「荷物の運搬 や休憩」を目的に, 歩行器は『自立歩行が不安定な方向け』 で「歩行補助」を目的に設計されている.

以下に, シルバーカーと歩行器・歩行車の特徴と違いをまとめます.

シルバーカーの特徴

・自立歩行が可能な人が使用します.

・歩行をサポートしてくれます.

・介護保険対象外となります.

・前傾姿勢が強くなります（シルバーカーの基底面内に入れないため）.

・荷物を運ぶためのカゴがついており, 荷物を持つ負担を軽減できます.

・歩き疲れた時に椅子替わりとして座ることができます. 座面は前にあります.

・シルバーカーの高さの基本設定は, 身長÷2+5〜10cmです.

歩行器・歩行車の特徴

・自立歩行が難しい人が使用します.

・支えがないと歩行が困難な人をサポートし, 歩行訓練などに使用されます.

・介護保険を利用してレンタルすることが可能です.

・体重を支えながら動かすことができます.

・歩行器の種類は持ち上げ型, 交互型, キャスター付き, 立ち上がり型などが あります.

・歩行車は左右ハンドル型・馬蹄型があります. モーター付き(電動)もあります.

・歩行器の高さの基本は腕をおろした手首の外側にある骨の位置に, グリップの 高さを合わせます.

📩 院長から一言

目の前の患者さんはどちらを使うのがよいか, 介護保険を使えるかどうか, と いう視点でアドバイスできるとよいですね.

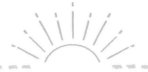
Q18 帯状疱疹の診断は？
>医師

A 帯状疱疹を見分ける3つのポイントを押さえる.

　帯状疱疹を見分けるポイントは3つあります．①痛みがまず先行することが多い，②水疱ができる，③体の片側に水疱が発生する．痛みが1週間以上続いても発疹が出ない場合は帯状疱疹ではない可能性があるので，痛みの原因検索は内科や整形外科など他科の受診を勧めることが多いです．また水疱が出てきても少数で診断が難しいというときには，デルマクイック®という検査キットがあります．水疱を鑷子でつまみ，水疱の下の水疱底をキットに備え付けの綿棒でしっかり擦り，検査を行います．15分で判定が可能ですので，診断に迷う時にはとても有効です．逆に水疱，皮疹が全くない痛みだけの時には判断がつかないことが多いです．その場合は水疱が出ていなければ診断は難しいので，水疱が出てきたらすぐに受診してくださいと，きちんと患者さんにお伝えするのがよいです．抗ウイルス薬の投与は皮疹出現後72時間以内が推奨されていますので，その旨もお伝えするといいでしょう．

院長から一言
　水疱が出る前でも病歴から帯状疱疹の可能性があることを伝えておかないと，患者さんからヤブ医者扱いされて辛くなります．

JCOPY 498-12004

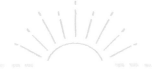

Q19 在宅自己注射指導管理料ってどんなもの？

>事務

A 厚生労働省が定める注射薬の自己注射を行っている入院外の患者に対して，自己注射に関する指導管理を行った場合に算定可能である．

　厚生労働大臣が定める注射薬の自己注射を行っている入院外の患者に対して，自己注射に関する指導管理を行った場合に，月に1回に限り算定できます．初診時に自己注射の管理料は算定できません．在宅自己注射の導入前に入院・または2回以上の外来・往診もしくは訪問診療により，医師による十分な教育期間をとり，十分な指導を行った場合に限り算定できます．ただし，アドレナリン製剤（エピペン®）についてはこの限りではありません．外来での導入前の2回の指導は不要であり，初回の指導で算定可能です．

　通常，初回の指導を行った日の属する月から換算して3カ月以内の期間に当該指導管理を行った場合には，"導入期初期加算"が算定できます．また，処方の内容に変更があった場合は当該指導を行った日の属する月から換算して1カ月を限度として，1回に限り導入初期加算を算定できます．

　これらは指導内容を詳細に記載した文書を作成し，患者に交付する必要があります．

院長から一言

　こういう管理料ってほんとややこしくて，事務スタッフに教えてもらいながらなんとかやってます．

▶**文献**　保険診療の手引 2020 年 4 月版．全国保険医団体連合会．2020．

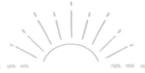
Q20 麻しん風しんの予防接種を，定期接種になる1歳未満で打ってもいいの？

>医師

A 1歳以降に定期接種する方が予防効果が高まる．麻しんが流行している場合のみ自費接種を考慮する．

　麻しん風しんの予防接種は，1歳からが定期接種の対象となっています．ある日，保育園で風しんが流行していることを心配した1歳未満の乳児のご両親から，「1歳前に予防接種を打って予防した方がよいですか？」との質問をいただきました．この質問への回答としては，「その必要はありません」でOKです．風しんは妊婦さん並びに胎児への感染が問題となりますが，それ以外の小児，成人の感染については一般に予後良好とされています．曝露後予防（感染者と接触した後に予防接種を打つこと）の効果も示されておらず，早期接種は推奨されていません．一方で麻しんは注意すべき合併症があり，死亡率も0.1％程度ある予防したい病気です．日本では2020年以降は年間10人以下の発生にとどまっていますが，もし流行した場合や曝露後予防の際は，生後6カ月〜1歳の間に1回打ってもよいとされています．ただし1歳以上で接種するよりも抗体がつきにくいとの報告もあり，1歳前に接種した場合でも定期接種のタイミングで通常通り2回の追加接種が必要になります．1歳未満での接種は自費になることにも注意が必要です．

✉ **院長から一言**

　定期の予防接種の効果で麻しん風しん自体が全く流行らなくなれば，1歳未満の接種を考える必要もなくなるので，今後もせっせと定期接種を打ち続けましょう．

▶ **文献** 国立感染症研究所．麻しん Q&A Q3-1（追加接種の必要性について）：http://idsc.nih.go.jp/disease/measles/QA-3.html, Q4-4（暴露後予防について）：http://idsc.nih.go.jp/disease/measles/QA-4.html#q4-4

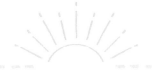
Q21 外来で発達障害のスクリーニングはできるの？

>看護師

A M－CHAT，SDQ などのスクリーニングテストが実施可能.

　外来で予防接種等の受診時に，小児の発達障害の相談をお受けすることが少なからずあります．よって当院では，小児の発達障害の講習を関係スタッフで受け，スクリーニングテストを導入することになりました．スクリーニングテストをすることで専門機関に紹介しやすいなどメリットがあります．当院で導入するテストはM－CHATとSDQです．M－CHATは生後16カ月から実施でき，保護者が質問に答える形式です．SDQも質問紙法で，保護者が記入する形式です．発達障害への早期介入により就学までに支援を受けることが将来につながるので，早期発見は非常に大切です．しかし，スクリーニングテストを受けることは，保護者の方にはとても勇気が必要です．医師とともに成育歴や保護者の思いを十分に傾聴し，保護者の方が納得した上で受けることができるような支援が大切だと思います．また，発達障害のある子どもさんとそのご家族が安心して医療を受けられる環境作りを心がけていきたいです．

院長から一言

　スクリーニングでひろいあげて専門機関に紹介しても，かかりつけ患者さんとしての関係は続きます．相談先が増えることは親御さんにとって大きな安心につながります．

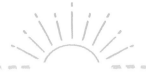
Q22 介護保険の請求ってどんなしくみ？
>事務

A 流れは医療とほぼ同じだが，3つのポイントをおさえる.

　介護施設やサービスを利用したとき，原則として費用の7〜9割は介護保険によってまかなえます．そのため，介護の事業者は，サービスにかかった費用の7〜9割を国民健康保険団体連合会に請求しなければなりません．残りの1〜3割を利用者へと請求します．

　介護保険の請求は医療保険の【点数】と違い，【単位】で数えます．ポイントは以下の3つです．

①単価がサービスの種類や事業所の所在地によって異なります（基本的には1単位が10円）.

②自己負担の割合が異なります（介護保険では1割・2割・3割に分かれています）

③毎月使える単位数に限度があります（要支援1の方で5032単位，要介護1で16765単位，要介護5で36217単位が上限です※2022年現在）ケアマネージャーはこの上限単位の範囲内でサービスを調整・計画します.

院長から一言

地域によって人件費・物価が異なるため，地域による単価が調整されています.

▶**文献**　永井康徳. たんぽぽ先生の在宅報酬算定マニュアル　第5版. 日経BP; 2018.

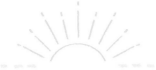
Q23 患者さんが言う「貧血で倒れたんです」はどう解釈したらいいの？

> 医師

A 数秒～数分の意識消失のことを「貧血で倒れた」と表現している事が多い.

「この前，貧血で倒れたんです」という表現をされる患者さんがいますよね. 医療従事者は「貧血＝血の量が少ない」と考えるので，倒れる人はみんな血が少ないわけではないのに……と思っちゃう人もいるかもしれません.

患者さんに詳しくどういう状態だったか聞くと「眼の前が暗くなって，ふわーっとなって倒れました」など答えてくれます. 脳にいく血流が一時的に少なくなった時にこのような症状を認めるのですが，脳に行く血の量が少ない→脳貧血→貧血，という流れで「貧血で倒れた」という表現になったのだと思われます. 失神も同じ状態で，血圧が異常に低下するなどの理由で，脳全体の血流が一時的に低下するために引き起こされる意識消失の事を言います. 数秒～数分で後遺症なくもとに戻ります.

倒れた時，どういう状況だったのかを聞くのも大切です. お酒を飲んでいて立ち上がったら倒れた＝飲酒で血管が広がっている状態で立ち上がり起立性低血圧になった，トイレを我慢していて間に合った！と思ったら意識を失った：迷走神経反射，など，病歴から病態を推測できます. ちなみに，座っている状態で特に誘引なく意識を失った場合は要注意です. 実際の貧血（血液量が少ない），致死的不整脈，重症心臓弁膜症などが背景にある可能性があるため，血液検査，24時間心電図，心エコーなどを行います.

✉ 院長から一言

「貧血で倒れた」と聞いたら，どんな状況で何が起きたかをじっくり聞いてみましょう.

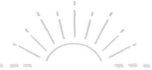

Q24 訪問リハビリと，訪問看護からのリハビリはどう違うの？

> 作業療法士

A 医師と密に連携をとるのが訪問リハビリ．看護師と密に連携をとるのが訪問看護からのリハビリです．

　利用者の自宅を訪問してリハビリテーション（以下，リハビリ）を行うサービスとして，「訪問リハビリテーション（以下，訪問リハ）」と「訪問看護ステーションからの作業療法士等による訪問（以下，訪問看護からのリハ）」があります．

　訪問リハは，病院，診療所，介護老人保健施設または介護医療院のみ開設することが可能で，株式会社など営利法人では開設できません．所属する病院等での業務が可能であり，療法士は入院患者のリハビリを兼務することもできます．当院は有床診療所で入院ベッドがあるため，自宅でのリハビリに加え入院患者のリハビリも行っています．訪問リハは，事業所内の専任の医師の診察，訪問指示が必要となります．

　訪問看護からのリハは，訪問看護ステーションが運営しています．訪問看護ステーションは，株式会社など営利法人でも運営可能です．訪問看護からのリハは，利用者さんが受診している医療機関の医師が発行する訪問看護指示書に従ってリハビリを実施します．どこの病院・診療所の医師の訪問看護指示書でも問題ありません．

　訪問リハは運営母体が病院・診療所であり，医師と療養士の連携が重要視されています．一方，訪問看護からのリハは，看護師の代わりに療法士が訪問することが前提であるため，看護師との連携が重視されます．医師と密に連携をとるのか，看護師と密に連携をとるのかが，訪問リハと訪問看護からのリハの大きな違いの一つです．

✉ 院長から一言

当院は訪問リハですが，患者さんのことで療法士と直接コミュニケーションがとれるので，とても助かっています．

JCOPY 498-12004

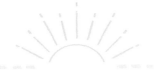

Q25 ニキビ治療ってできるの？
>医師

A **適切な外用薬でのニキビ治療が皮膚科で可能.**

　ニキビ治療についてですが，長らく日本のニキビ治療では抗菌薬の内服や外用が主体でした．2008年に毛穴のつまり，面皰にアプローチできる薬（ディフェリン®）が出ました．その後毛穴のつまりを除去し，さらに抗菌効果ももったベピオ®という薬が出ました．さらにベピオ®と抗菌薬の合剤（デュアック®）やディフェリン®とベピオ®の合剤（エピデュオ®）が発売されるようになり，皮膚科で処方し，治療できるニキビの範囲がぐっと広がってきました．炎症の強いニキビがあるような中高生などの若者にも使える薬です．炎症の強いニキビを放置して瘢痕になってしまうと通常の保険診療内では治療が難しいため，痕になる前に治療を勧めてあげるのがよいです．また洗顔もニキビ治療には大事な役割を果たします．日本皮膚科学会のガイドラインではニキビ患者さんは1日2回の洗浄剤を用いての洗顔を推奨しています．初回の受診時には洗顔方法の指導を行うのもよいです．

✉ 院長から一言

　ニキビはあるけど病院受診するまでもないなと思っている人がいれば，良い治療法があるよと教えてあげてください．塗り方や予想される副反応に対する丁寧な説明が必要なので，当院では医師の診察後，別室で看護師がパンフレットを用いて時間をかけて説明しています．

▶**文献**　尋常性痤瘡治療ガイドライン 2017．日皮会誌．2017; 127: 1261-302.

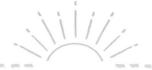

MINUTE MORNING STUDY

Q26 医療費の窓口負担金はどうなっているの？

>事務

A 状況や病状，年齢によって異なる.

　病気やケガをして医療機関を受診した時，窓口で支払う負担金は年齢や所得によって異なります．69歳までは3割負担，70歳から74歳までは2割負担（一定の所得がある人は3割負担），75歳以上は1割負担（所得に応じて2割または3割負担）です.

　生活保護，指定難病などの公費対象者は窓口負担金が異なります．以下に公費の一部を紹介します.

・原爆手帳と生活保護は窓口負担金，入院時の食事代も無料.

・重度心身障害は窓口負担のみ無料（県内のものしか使用できない．県外は主保険のみ使用して各県お住いの役所で償還払いしてもらいます）.

・特定疾病医療受給者は受給者証に記載してある指定難病の病名のみにしか使用できません．1カ月の負担金の上限が受給者証に記載してあります．上限に達しない場合の自己負担金は2割．病院，診療所，薬局，訪問看護ステーションで使用でき，かかった所で金額を記入し，上限に達したら負担額が無料になります．入院食事代は一般460円→260円.

・広島市のこども医療費制度は入院は中学3年生まで一部負担金なし．通院は小学校6年生まで．負担金の上限が受給者証に記載してあります.

院長から一言

　子ども医療費制度は自治体によって違いがありますので，患者さんのお住いの地域がどうなっているか確認が必要です.

JCOPY 498-12004

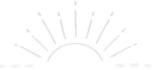

Q27 KYT って何？

>看護師

A KYT とは危険予知トレーニングのこと.

KYTとは危険（キケン）のK，予知（ヨチ）のY，トレーニングのTをとってKYTといいいます．KYTは危険に鋭く気づくための，危険感受性のトレーニングです．安全文化を医療現場に芽吹かせ，育て，定着させていく方法の一つです．参加メンバーやテーマを変えつつ繰り返し行うことによって，事例ごとの危険要因や対策を考える力を養うこと，さらには"多くの危険が潜んでいることに，自分自身が気付くようになること"を目指します．ミスや事故を未然に防止するためには，「何か変だぞ」と感じ，危険の兆候に気が付くことが大切です．最近の傾向では，インシデントレポートを分析して振り返ることよりも，KYT研修の時間を増やして「安全意識」を高めることの方が有用だと言われています．感受性は人それぞれなので，当院では職種に関わらず参加し意見交換を行っています．一人ひとりの安全意識が高まることで，患者さんにより安全・安心の医療が提供できると考えます．

院長から一言

当院では医療安全委員会のメンバーが中心となり，ホワイトボードを使って朝礼などで実践しています．

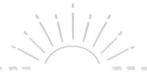

Q28 緊急往診加算ってどんな時にとれるの？

>事務

A 診療の手を止めて，急性心筋梗塞など緊急の往診が必要と医師が判断した場合に算定できる．

　緊急往診加算とは，医療機関において標榜時間内であって，入院外の患者に対して診療に従事している時に，患者またはその看護に当たる者から緊急に求められ，速やかに往診をしなければならないと判断し往診を行った場合に算定ができます．在宅療養支援診療所である当院の場合，往診料720点に加えて緊急往診加算として850点が算定できます．

　速やかに往診をしなければならない場合を具体的にいえば，往診の結果，急性心筋梗塞・脳血管障害・急性腹症などが予想される場合をいいます．ただしこの病名に限定されるものではなく，医師が訪問を必要であると判断すれば算定可能です．また，医学的に終末期であると考えられる患者に対して往診を行った場合にも緊急往診加算が算定できます．同一患者について，同一日に2回以上緊急往診を行った場合も算定可能です．

　この場合，カルテ上に緊急で訪問した時間を記載しなければならないので注意が必要です．

📩 院長から一言

　外来中であれば，外来を止めてまで緊急で往診する必要がある場合に算定できます．

▶**文献** 永井康徳. たんぽぽ先生の在宅報酬算定マニュアル 第5版. 日経BP; 2018.

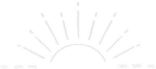

Q29 発達障害がある人への支援のポイントはなに？

> 医師

A 構造化と視覚支援.

発達障害のうち，自閉スペクトラム症（言葉や視線，表情，身振りなどを用いて相互的にやりとりをしたり，自分の気持ちを伝えたり，相手の気持ちを読み取ったりすることが苦手．特定のことに強い関心をもっていたり，こだわりが強かったりする．などの特性がある）の子どもたちを支援する柱は構造化と視覚支援です。

①構造化

今何をする時間か，次にどうなるかなど，世の中をその人に合わせて，わかりやすくする方法．例えば，注射の前は絵カードで短い文と絵で一連の流れを説明します．腕を出します→消毒します→注射をします→おしまい，など．最後に「おしまい」と終わりがあることを示すことも重要です．当院でも複数の絵カードを準備し，実際に活用しています．発達障害がない子どもにとっても有効です．

②視覚支援

自閉症スペクトラム症の人は「視覚的に考える人である」と言われることもあるように，視覚での支援が重要です．「ちゃんと座りましょう」ではわからないので，ちゃんと座った絵で示したり，「静かにしなさい」の代わりに，お口チャックの絵を見せたりします．また，おもちゃを片付ける場合は，片付けるおもちゃの箱に写真を貼っておくとよいです．例えば，クマのぬいぐるみを片付ける箱にはクマのぬいぐるみの写真を貼っておきます．

院長から一言

ご自身の医療現場で使えるよう，構造化された絵カードを複数準備しておくことがおすすめです．

▶**文献** 令和元年度 広島県発達障害者・児診療医養成研修会 第3回.

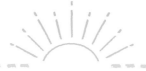

Q30 スピリチュアルペインに対するケアはどうしたらいいの？

>看護師

A 本人とその家族または介護者と面談し，本人の苦悩を強めるもの，和らげるものを知ろう．

　スピリチュアルペインとは，「存在と意味を支えていた時間性・関係性・自律性」のいずれかの柱が失われることに由来する苦悩です．「仕事ができないなら生きている意味がない」「自分でトイレにも行けないぐらいなら早く死んだ方がよい」などの発言が聞かれたら，それはもしかするとスピリチュアルペインによるものかもしれません．

　スピリチュアルペインに対するケアの方向性は「心の穏やかさ・意味や価値を感じることを脅かしているものを弱め，心の穏やかさ・意味や価値を感じることを支えるものを強める」ことです．具体的にどのような介入をしていくかを考えるには，「患者とその家族または介護者が『死』をどのように感じているか」を，家族面談等を通し推察しケアの方向性を見出します．面談時はそれぞれの思いが言葉にでき，未整理の問題が会話の中で解決できるように援助することが大事です．面談の中で特に重要な内容としては，「過去の成功体験」です．それを振り返り語ることで，エネルギーを与えることが多くあります．また，本人の中で未解決だった問題も面談の中で解決されることもあります．面談を通して，思いを汲み取り最後までその人らしく過ごせるよう援助していきたいです．

✉ 院長から一言

　「スピリチュアルペインはつらいので，何が何でも患者さんの苦悩をゼロにしよう」とすると，患者さんも医療従事者もつらくなります．患者さんがかかえるスピリチュアルペインを意識しながら，少しでも心地よい日常を整えるサポートをすることが，スピリチュアルペインのケアにつながると思います．

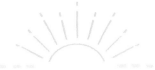
Q31 筋力はどうやったら強くなるの？

>作業療法士

A 日常よりも強い負荷を与え続け，筋肉を休ませることで強くすることができる.

　筋力の向上とは，「筋肥大＋筋出力（筋力を発揮する力）向上」のことです. 以下の原則を参考に筋力トレーニングを行うことで，筋力が向上します.

筋力トレーニングの原則

① オーバーロードの原則：日常生活で受けている負荷量よりも強い刺激を与える.
② 反復の原則：何度も繰返し行うことで神経・筋協調プログラムが構築される.
③ 全面性の法則：一つの特定部位にターゲットを絞ってトレーニングするだけ でなく，それを支えるだけの全体的な筋力・基礎体力もトレーニングする.
④ 可逆性の法則：トレーニングを中断すると元の状態に戻ろうとする.
⑤ 超回復の原則：筋力強化は，筋を壊し修復させて元以上の状態を築きあげる こと. トレーニングし，睡眠に入り2時間以上経過すると超回復が促進さ れる.

　筋力トレーニングを継続している人ほど，多くの筋肉を運動へ利用することができ，徐々に力強さがアップしてきます. さらに筋力トレーニングを続けると筋肥大します.

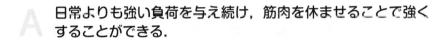
院長から一言

筋トレするなら毎日やらないといけない，と思っている方も少なからずいます. 週2～3回が効果的であると伝えてあげましょう.

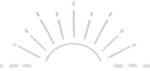

Q32 フレイルってなに？
>看護師

A フレイルとは，介護が必要とまではいかないが，以前と比べ心身の衰えを感じる状態のこと．

フレイルとは介護を要するとまではいかないが，以前と比べて心身の衰えを感じる状態のことです．健康と要介護のちょうど中間の状態で，早期に気付き，対策することで要介護状態を予防できる可能性があり，近年全国的に注目されています．フレイルかどうかを簡単にチェックできる方法があります．外来では患者さんに渡す資料の中にチェック項目を設けています．

以下3つ以上の項目に当てはまった場合，フレイルの疑いがあります．

①体重減少　②疲れやすくなった　③筋力低下　④歩くのが遅くなった
⑤活動性の低下

また，フレイルに至る過程には身体的・精神的・社会的変化を含めたさまざまな要因が関与し，相互に影響しあって悪循環をきたすとも言われています．

　例）からだ：筋肉量の減少，食欲の低下，口腔機能低下
　　　こころ：意欲・気力の低下，記憶力・意識力の低下
　　　社会・環境：外出しない，人や社会とのつながりや交流がなく孤独

フレイルの予防には，「社会参加」「栄養」「運動」の3つの柱が重要とされています．当院では，併設するオープンスペース jaro カフェにて，いきいき百歳体操や認知症カフェなどを実施し，フレイルの予防に取り組んでいます．

📩 院長から一言

コロナ禍で「社会参加」「栄養」「運動」の3本柱が難しくなったため，高齢者のフレイルが進行しているとされています．

JCOPY 498-12004

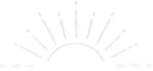
Q33 保湿剤（ヒルドイド®）の剤形ってどうやって使い分けるの？

>医師

A 患者の乾燥状態や季節に応じて使い分ける.

　保湿剤「ヒルドイド®」の剤形について説明します．ヒルドイド®は保湿効果が高い順にいうと，ヒルドイド®ソフト軟膏，ヒルドイド®ローション，ヒルドイド®フォームの順になります．外用する患者さんの乾燥具合やコンプライアンス（小さいお子さんの場合，塗りやすさや肌の感触を重視するなど）を考えて選択するとよいです．同じ患者さんでも冬になって，フォームで乾燥するなと思ったら適宜ローションやソフト軟膏に変更を提案するのもおすすめです．ソフト軟膏を塗ると白浮きしてしまうくらい乾燥が強い場合は，ジェネリックであるビーソフテン®ローション（化粧水タイプ）を塗ってからソフト軟膏を塗ると保湿効果が上がることがあります．それでも乾燥する場合は，乾燥だけでなく炎症を伴っていることもありますので，症状に応じて炎症を抑えるステロイドなどの外用薬が必要になることもあります．ヒルドイド®が使えない，合わない人にはプロペト®があります．プロペト®は塗ることで水分の蒸発を防ぐので保湿剤としての役割を果たしますが，少しベタつく感覚を持つ人は多いと思います．尿素軟膏は体全体の保湿には最近はあまり使いません．尿素軟膏は角質溶解作用があるので，手足の角化に使われることが多いです．

院長から一言

　ヒルドイド®フォームは塗りやすいので，風呂上がりにすぐ逃げようとするお子さんにお勧めです．在宅患者さんの家族，ヘルパー，訪問看護師にも人気です．

▶文献　マルホ．ヒルドイドの剤形による使い分け．
　　　https://www.maruho.co.jp/medical/articles/hirudoid/howto/form.html

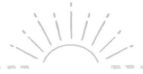

Q34 ロコモってなに？

>看護師

A ロコモとは，ロコモティブシンドローム（運動器症候群）のこと．

ロコモティブシンドローム（ロコモ）とは，加齢に伴う骨・関節，筋肉や神経などの運動器の衰えが原因で，「立つ」「歩く」の機能が低下している状態です．ロコモの原因となる主な運動器疾患は，①背中が曲がり骨折しやすい「骨粗しょう症」，②膝が痛くて立ったり座ったりがスムーズにできない「変形性膝関節症」，③歩くと足や腰に痛みや痺れがある「脊柱管狭窄症」の3つです．

外来では以下の【7つのロコチェック】を必要な患者さんに行っています．

① 家の中でつまづいたり滑ったりする

② 階段を上るのに手すりが必要である

③ 15分続けて歩けない

④ 横断歩道を青信号で渡り切れない

⑤ 片足立ちで靴下がはけない

⑦ 2Kg程度の買い物をして持ち帰るのが困難

⑧ 家のやや重い仕事が困難（掃除機の使用・布団の上げ下ろしなど）

これらに1つでも当てはまればロコモの心配があります．外来ではロコトレという簡単な筋トレも勧めています．

✉ 院長から一言

ロコトレには片脚立ちとスクワットがあります．方法を書いたパンフレットを常備しておくとよいでしょう．

▶**文献** 日本医学会連合 領域横断的なフレイル・ロコモ対策の推進に向けたワーキンググループ．
「フレイル・ロコモ克服のための医学会宣言」解説．
https://www.jmsf.or.jp/uploads/media/2022/04/20220401211625.pdf

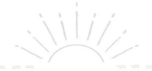

Q35 吸入ステロイドを定期的に使ってくれない患者さんにはどう対応したらいい？

> 医師

A 吸入ステロイド＋気管支拡張薬の合剤を発作時に使ってもらうのも選択肢.

喘息の治療には，下記2つの方法があります.

①発作を予防するコントローラー：吸入ステロイド

②起こった発作を抑えるリリーバー：吸入気管支拡張薬（メプチン®など）

医師としては，なるべく発作が起きないよう①をベースにして使い，発作が起きたときのみ②を使うことを推奨します．発作を繰り返すことで喘息が悪化し，より発作が起こりやすくなるので，①を定期的に使うことが大切です．一方，患者さんは発作が起きたら②で楽になるので，②のみ使う方も結構います．

②のみで対応する方に理由を聞くと，「①②の2種類の吸入薬を使うのが面倒だから②しか使っていない」と答えます．そういう患者さんには，SMART療法がおすすめです．吸入ステロイドと気管支拡張薬の合剤であるシムビコート®を朝晩に定期吸入して，発作時に追加吸入する治療（SMART療法）は，2つの吸入器を持ち歩かなくて済むので効果的です．

SMART療法を提案しても，結局定期的な吸入は行わない患者さんもいます．ただ，発作時にのみシムビコート®を使うだけでも，②の発作時使用のみより喘息のコントロールが良いことが最近の研究で示されたので，①を行わない患者さんにはシムビコート®を処方するのも一つの手ですね〔注：シムビコート®の会社からお金はもらっていません（笑）〕．

✉ **院長から一言**

患者さんの個性に合わせ，エビデンスのある治療を柔軟に活用しましょう.

▶ **文献** O'Byrne PM. N Engl J Med. 2018; 378: 1865-76.

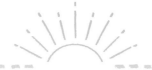

Q36 ストレッチには，どんな効果があるの？

>作業療法士

A 動的ストレッチはケガのリスク軽減効果，静的ストレッチは疲労回復効果がある．

ストレッチは，「伸ばす・引っ張る」という意味で，①動的ストレッチ（ダイナミックストレッチ）と，②静的ストレッチ（スタティックスストレッチ）の2種類があります．

①動的ストレッチ

運動前のウォーミングアップとして活用されます．さまざまな方向に動かしたり，関節をダイナミックに動かしながら筋肉を伸ばすことが特徴です（筋肉は姿勢維持をしており，常に緊張している状態です．固まっていては運動時にスムーズに動きません）．動的ストレッチで筋肉の柔軟性を向上させ，また柔軟性の向上をすることでケガのリスク軽減ができます．

②静的ストレッチ

筋肉を一方向へ引き伸ばすことを指します．関節可動域の限界となる位置までゆっくりと引き伸ばし，20〜30秒キープします．クールダウンに使われて，疲労回復の効果があります．

2つのストレッチを行うことで，筋肉が柔らかくなり，こりが解消する，柔軟性が上がる，骨格が整う，血流が良くなる，呼吸が深くなる，自律神経が整う，内臓機能が向上する，などの効果があります．

院長から一言

ニンテンドースイッチの『リングフィットアドベンチャー』で，運動前はダイナミックストレッチを，運動後はスタティックスストレッチをやるのはこういう意味だったのか！と感動しました．

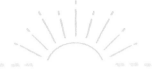
Q37 発達障害って，親の育て方が悪いとなるものなの？

>医師

 発達障害は，生まれつきの脳機能の障害.

　発達障害は，生まれつきみられる脳の働き方の違いにより，幼児のうちから行動面や情緒面に特徴がある状態です．そのため，養育者が育児の悩みを抱えたり，子どもが生きづらさを感じたりすることもあります．

　「私の育て方が悪いからこうなってしまった」と考える親御さんもいますが，発達障害は生まれつきの脳機能の障害です．発達に凸凹があっても，本人や家族・周囲の人が特性に応じた日常生活や学校・職場での過ごし方を工夫することで，持っている力を活かしやすくなったり，日常生活の困難を軽減させたりすることができます．

　発達障害がある方は，得意・苦手の差が大きいため，発達凸凹と言われることもあります．この凸凹が「特性」だと思ってください．特性（凸凹）の影響で，社会に適応できない（不適応といいます）と「障害」になりますし，適切に対応すれば特性は「その人らしさ」になります．特性を障害にしないための早期発見と適切な対応が大切です．

院長から一言

生まれつきの脳機能障害ではありますが，どのように関わり育てていくかも，親子共々の生きやすさにつながります.

▶**文献** 令和元年度 広島県発達障害者・児診療医養成研修会 第4回. 知ることから始めよう. みんなのメンタルヘルス. 厚生労働省ホームページ.
https://www.mhlw.go.jp/kokoro/know/disease_develop.html

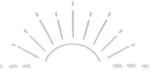

Q38 筋肉はどんな役割？

>作業療法士

A 体を動かすための多様な役割を担っている．

　筋肉には，骨格筋，心筋，平滑筋の3種類あります．骨格筋は骨についている筋肉で全体の40%〜50%あり，運動することで増やすことが可能です．心筋は心臓のこと．平滑筋は心臓を除いた内臓や血管を動かす筋肉です．

　骨格筋の役割は，下記のとおりです．

① 体を動かし（運動），安定さが増す（姿勢維持）

② 骨や関節を守る

③ 血液を心臓へ送る

④ 熱を産生する（体温の維持）

⑤ 免疫力を上げる

⑥ ホルモンを産生する

⑦ 水分を蓄える

※体重の60%前後の水分を蓄えています．高齢者の場合は筋肉量が少なく水分の蓄えが少ないために，脱水症になりやすいです．また，こむら返りはミネラル不足でもなります．

　骨格筋には，赤筋（遅筋）と中間筋と白筋（速筋）があります．赤筋はマラソン型の筋肉で長時間の運動に強く，白筋は短距離型の筋肉で瞬発的な運動に向いています．中間筋は両方の特徴をもっています．

　赤筋と白筋の割合は遺伝的な要因で決まっており，どれだけトレーニングしても割合は変化しませんが，量を多くすることはできます．

▼ 院長から一言

筋肉量は落とさず脂肪量を落としたいときは「筋トレ→有酸素運動」の順番がおすすめです．

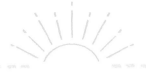

Q39 大酒飲みの飲酒量を減らすには, どうしたらいい？

>医師

A snappy-cat などのツールを使って，現状を認識してもらう

　飲酒量の多い人は，「自分の飲酒量は多いわけではない」と思っています．外で複数人と飲む時は，一般的にみんな飲酒量が増えるため「周りの飲酒量と変わらない」と考え，家で一人飲みするときも他と比べられないので，自分が飲む量が標準になります．そんな大酒飲みの飲酒量を減らすには，まず現状をご自身に納得してもらうことが大切です．

　そこでおすすめなのが，snappy-catという3分でできる飲酒チェックツール．インターネットで13項目の質問に答えると，現状の飲酒状態を評価できます．このツールの優れているのは，「あなたの酒量は，40〜50歳代男性の100人のうち多い方から15番目です」といった具合に，同性同世代の中で自分の飲酒量がどのくらい多いのか数値で示されるところ．また，お酒の飲み方の問題度も同様に100人中○番目で出るので，自分のヤバさが可視化できます．

　飲酒量を減らすためには，まずは自分の飲酒量が多いのかどうか，問題があるのかどうかを知ってもらうことが大切です．

　ちなみに，このツールの評価結果の画面にどうやってお酒を減らしたらよいかなどの情報も掲載されています．

院長から一言

　下のQRコードから，まずはあなたの飲酒状況をチェックしてみましょう．

▶文献　snappy-cat.
　　　　shttps://snappy.udb.jp/check/question

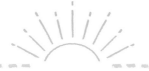
Q40 褥瘡予防のためのマットレスは何がおすすめ？

>看護師

A エアマットレスが効果的.

　褥瘡予防・管理ガイドライン（第4版）では「褥瘡発生率を低下させるために体圧分散マットレスを使用するよう強く勧められる（推奨度A）」，そして「自力で体位変換ができない人には圧切替型エアマットレスを使用するよう勧められる（推奨度B）」とされています．この体圧分散マットレスにはウレタンフォームやエア，ウォーターなどがあります．病院でも褥瘡がハイリスクな人によく使われるであろうエアマットレスは，円背や関節拘縮，顕著な病的骨突出がある場合に特に有効です．もちろん褥瘡の治療中の人にも適しています．またエアマットレスを体型や拘縮等の状態によりモードを変更し効果的に使用する事で，使用する人の苦痛軽減，介護する人の負担軽減にも繋がります．またこれらの体圧分散マットレスは在宅での使用も可能です．

　ちなみに当院ではエアマットレスはモルテンのオスカーを導入しています．オスカーは高度な除圧機能，自動体位変換機能も搭載されている上に，コンパクト（操作パネルがマットレス内に収納できる）で持ち運びやすく拭き取りで掃除できたりと管理もしやすく大活躍です．

✉ 院長から一言

在宅患者さんの褥瘡は，介護破綻のサインでもあります．介護負担を軽減するため，適切なマットレスの導入も含めたさまざまなサポートが大切です．

▶**文献**　日本褥創学会．褥瘡予防・管理ガイドライン（第4版）．2015.
　　　　モルテンHP　https://www.molten.co.jp/health/products/mattress/oscar/

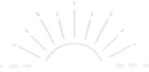

Q41 エコーチェンバー現象とは？

>ケアマネ

A **閉鎖的なコミュニティの中で同じ意見が繰り返されることによって，特定の情報や信念などが増幅・強化される事象のこと．**

「エコーチェンバー現象」は，近年SNS上で問題視される事象の一つです．狭い部屋のなかで音を発すれば，部屋全体に反響し，何度も耳にすることになりますよね．それと同様に，SNS上に自らの意見を発信した際に，自身と似た考え・意見ばかりが集約され，意見の増幅・強化が起きる様子を示しています．あるTV番組では，がん患者がエコーチェンバー現象の影響により主治医のことを信じなくなり，治療を止めて食事治療法に切り替えたことで短命になってしまった経緯を家族が話していました．ほかにもワクチン・アトピー性皮膚炎などの医療分野においても，エコーチェンバー現象の影響により，間違った治療につながっている例もあるようです．

インターネットやSNSに慣れ親しんだ人たちにとっては，「自分と同じ考えを持つ人とつながりを持つことの，一体何ががいけないのか？」と思うかもしれません．人同士がつながることに問題があるわけではなく，自分たちの意見を正しいと思い込み，それが間違っていることに気付く機会を失ってしまいかねないことに問題があります．ではどう対策すればよいのか？残念ながら明確な対策を見つけることはできていないそうです．ただ，まずはこのような実態があることを知り，自分がそれにはまっていないかを客観的に自分で自分を顧みることが大切です．

> ✉ **院長から一言**

エコーチェンバー現象により患者さんが間違った認識をしている場合であっても，まずは患者さんの想いを傾聴することが肝要です．

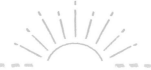
Q42 あんしん電話設置事業とは？
>ケアマネ

A ひとり暮らしの高齢者等が急病や事故の際に，状態を通報し安全を確保する事業．

　広島市在宅生活継続支援事業のあんしん電話設置事業について紹介します．

　まず，ひとり暮らしや病弱な高齢者・重度身体障害者が，自宅で急病や事故などの緊急時に，通報機器（あんしん電話）やペンダント型の発信機で通報します．次に，電話センターが通報を受信し，近隣の協力員や消防局に事態を知らせて安全を確保する，という事業です．これまで，自宅に固定電話がある場合しか利用できませんでしたが，新たに携帯電話型のあんしん電話ができました．ボタンを押すだけでサスケセンターという委託事業先につながります．ハンズフリーで会話が可能です．また，みまもり携帯が動くことで毎朝安否確認されるシステムもあります．ほかにも電池残量が少なくなったときや電池が切れたとき，電源がOFF になったときにサスケセンターで把握ができるなど，さまざまな利点があります．

✉ 院長から一言

　自治体によって異なるさまざまな事業があります．必要な人に提案・導入できるよう，アンテナを立てておきましょう．

JCOPY 498-12004

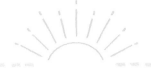
Q43 クリニックで食物アレルギー負荷試験を実施する場合に留意することはなに？

>医師

A リスク因子のチェックを行い，クリニックで行うか紹介が必要かを判断する．

　食物アレルギーがある患者さんへの食物負荷試験では，まずはリスクを見極めることが大切です．リスク因子として，「喘息の有無（特にコントロール不良）」「高いIgE値」「牛乳や小麦，ピーナッツ，蕎麦などの症状が重症化しやすいアレルギー」「アナフィラキシーや呼吸器症状などの重篤な症状の既往」「微量で誘発の既往」「重篤な誘発症状経験から1年未満」が挙げられます．これらのリスク因子を持つ患者さんは負荷試験によって，重篤なアレルギー症状を起こす可能性もあるため，クリニックレベルでは誘発試験は避けた方がよいと言われています．負荷試験を行う必要がある患者さんに出会ったときには，まずこれらのリスクがあるかないかをチェックします．そして，リスク因子がなく，患者さんがクリニックでの負荷試験を希望されれば，十分な説明と共にアナフィラキシーを起こした際の薬剤の準備や体制を整えて，施行することが重要です．

✉ 院長から一言

　リスクが低くてもアナフィラキシーを起こす可能性はあるため，アナフィラキシー発生時の模擬対応を定期的に行いましょう．

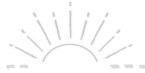
Q44 皮膚科の液体窒素は何に使うの？

>看護師

A イボ（尋常性疣贅）などに対する凍結療法に使用する.

　液体窒素とは液化した窒素のことで，沸点が−196℃という超低温の液体です．「皮膚科でイボを焼く」ことは，液体窒素をイボとその周りに綿棒やスプレーで当てることでイボを凍らせる方法のことをさします．紙コップに液体窒素を入れ，ピンセットや綿棒でイボに押し当てます．スプレーの場合は，専用の容器に液体窒素を移し，スプレーします．−196℃の液体窒素を患部に直接つけるので，痛みを伴います．そのため，小さなお子様は保護者と相談しながら治療を選択しています．また，大人の場合でも，痛みの感じ方は人によって大きく異なるので，患者さんの表情を確認したり，コミュニケーションを取ったりしながら行うことが大切です．また取り扱いについては，液体窒素は気化しやすいので，使わなくても定期的に残量を確認し補充することが必要です．大型連休がある前は特に注意し，連休明けの診察日前日までに液体窒素を補充しておくようにしています．

✉ 院長から一言

　イボの液体窒素による治療は，1〜2週間に一度程度のペースで継続して行う必要があります．職場や家の近くなど，通院しやすい医療機関での治療をおすすめします．

▶ **文献**　皮膚科 Q & A. イボとミズイボ，ウオノメとタコ. https://www.dermatol.or.jp/qa/qa23/q06.html

JCOPY 498-12004

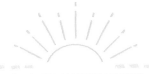

45 禁煙外来は保険診療なの？
>事務

禁煙外来は対象の方なら保険診療で受けることができる

禁煙外来は保険適用です．以下5つの項目に当てはまる方が対象になります．

① 今すぐ禁煙したいと思っている

② 35歳以上の方については1日の喫煙本数×喫煙年数が200以上である（34歳以下に対しては，2016年4月からこの条件は撤廃された）

③ ニコチン依存についてのスクリーニングテストでニコチン依存症と診断されている（10点中5点以上）

④ 禁煙治療についての説明を医師から受け，その禁煙治療を受けることを文書により同意している

⑤ 過去に健康保険で禁煙治療を受けたことのある場合，前回の初回算定日から1年以上経過している

これら5つの項目に当てはまる方が対象です．

治療は全5回，12週のスケジュールです．1回目（管理料230点），2週あけて2回目（2～4回目は管理料184点），2週あけて3回目，4週あけて4回目，4週あけて5回目（管理料180点）です．ニコチネル® TTSは3回目で処方終了（最大10週間分は処方可能）．チャンピックス®は4回目で処方終了．都合で来院できず，12週間を超てしまった場合は処方は自費，管理料算定は不可のため再診料を自費でいただくことになります．当院では禁煙達成者には表彰状があります．

✉ 院長から一言

かかる費用(自己負担分)は，薬代も含め，3割負担で15,000円～21,000円です．

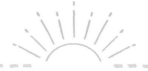
Q46 鼻うがいってなに？
>看護師

A 鼻うがいとは，水を鼻の中に通し，ほこり・細菌・ウイルスを洗い流すこと．

　花粉症の時期になると「薬飲んでも効かないんです」という患者さんの声を聞くことがあります．そんな時は医師が「鼻うがい」を提案する場合があります．鼻うがいは文字どおり，口でする「うがい」のように，水を鼻の中に入れて，ほこりや細菌・ウイルス・花粉などを洗い流す方法のことです．鼻うがいを行うことにより，アレルギーの原因となる物質や，風邪の原因となる細菌・ウイルスがなるべく鼻腔内に付着しないようにします．また鼻水を流して鼻の通りをよくすることもできます．

　鼻うがい専用のシリンジで生理食塩水を吸い上げ，水が霧状に噴射するキャップを取り付けて，鼻に当てて一気に生理食塩水を鼻腔内に噴射します．生理食塩水であり，また霧状なので，水道水より噴射の際の鼻の痛みがかなり軽減され，小学生くらいのお子さんでも使用できます．当院では1個850円で販売しています．本来は使い捨てですが，家庭では洗浄して再利用してOKとこっそり伝えています．家族内であっても，使いまわしはせず個別使用をお願いしています．

✉ 院長から一言

花粉症がひどい人は「鼻を取り外して洗いたい」と表現される方もいます．鼻うがいは，まさに鼻を洗えるので，重度の花粉症の人でも，かなり症状を軽減させることができます．

JCOPY 498-12004

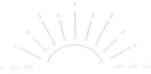

Q47 介護保険負担限度額認定ってなに？
>ケアマネ

A 居住費（滞在費）および食費の負担を軽減する制度.

　介護保険負担限度額認定とは市民税非課税で，介護保険施設に入所・入院または短期入所（ショートステイ）を利用されたときの食費および居住費（滞在費）を減額をする制度です．医療が入院等で医療限度額認定申請を行うように，介護保険も特別養護老人ホーム・老人保健施設・ケアハウスの申し込みに，「介護保険負担限度額認定」申請を行います．医療との違いは，本人・同世帯の預貯金（普通，定期）・有価証券のコピーを提出する必要があります．本人だけの場合一千万円以上，世帯では二千万円以上で認定は認められません．預貯金等を虚偽申告した場合，後でわかると罰則があります．個人情報を行政に出すことを拒否し申請をしない場合は，全額負担となります．不動産，生命保険，自動車，宝石など時価評価額の把握が困難なもの，絵画,骨董品などは,預貯金に含まれません．負債(借入金，住宅ローンなど）は，預貯金等から差し引いて計算されますが確認書類が必要となります．申請の提出先（この場合は広島市）は，住所のある区の福祉高齢係となりますが，郵送による提出も可能です．申請完了後，審査の結果で交付となります．有効期限は，申請日の属する月の初日から毎年7月31日までとなります．引き続き利用される場合は，毎年度更新手続が必要です．

✉ 院長から一言

　新規申請の場合は，認定証の適用開始年月日は申請した月の1日からになります．たとえば，10月5日に申請すると，10月1日から適用開始となります.

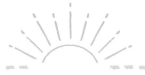
Q48 パッチテストってなに？

>看護師

A パッチテストは皮膚のかぶれの原因を調べる検査.

　パッチテストとは皮膚のかぶれの原因や金属アレルギーの有無を調べる検査です．接触性皮膚炎という遅延型アレルギーを調べることができます．ちなみに，食物アレルギー・花粉症などは即時型アレルギーなのでパッチテストでは調べることができません．パッチテストのユニットを上腕外側あるいは上背部の皮膚に48時間貼り付けて，皮膚の反応を診ます．自分の調べたい化粧品などを付けて貼り付ける場合と，日本人がかぶれやすい（金属・ゴム・香料など）22項目セットでシートになっているものを貼る場合があります．セットと，自分が調べたい化粧品両方を貼ることもできます．アレルギー22項目まで1項目ずつ費用がかかります．

【テスト方法】
①診察後パッチユニットを背中か上腕外側に貼り，上からドレッシング剤を貼る．次の診察まで48時間は入浴できない．シャワーはOK.
②貼付から48時間後にパッチユニットを剥がし，15分後に写真撮影・初回判定（医師が行う）.
③貼付から72時間後に受診してもらい，写真撮影・2回目の判定．患者さんは撮影後すぐ帰宅してOK．この日から入浴OK.
④貼付から1週間後医師が診察し，最終判定.

【注意点】
　検査の1週間前から貼付部のステロイドの塗り薬を中止する

院長から一言

　金属のアレルギー検査も採血でできると思っている方は多いです．金属アレルギーはパッチテストが適応で，複数回の受診が必要になることをあらかじめ伝えておくと良いでしょう.

▶**文献** 皮膚科Q＆A.かぶれ. https://www.dermatol.or.jp/qa/qa4/q08.html

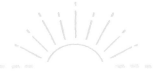

Q49 電話再診の定義って？

>事務

 患者本人やその家族から電話等で意見や助言を求められた
場合に算定ができるもの.

　電話再診とは，患者本人または患者を看護する人（家族・訪問看護など）から治療・療養上の意見を求められた場合に，医師が必要な指示や助言をしたときに算定ができます．定期的な医学管理を前提として行われる場合や，医療者側より連絡をして結果を説明するのみでは算定できません．また，"医師が助言や指示を出したとき"というルールがあり，看護師や事務による助言や指示では算定できません．ただし，医師に確認してその指示を看護師や事務が代わりに伝えるケースは算定ができます．その場合，カルテの記録に"医師に確認し，（指示内容）を看護師より伝えた"など，代理で伝えたということがわかる記載や，診療記録があることが望ましいです．

　在宅・外来患者にかかわらず算定ができ，時間外や休日に対応をした場合はそれに準じた加算や，乳幼児の看護にあたっているものから電話等で治療上の意見を求められて指示を出した場合にも，乳幼児加算が算定できます．

✉ 院長から一言

　新型コロナウイルスに感染した患者さんの状態フォローの電話など，電話再診料を請求したくなりますが，そこはぐっとこらえましょう．

▶ **文献**　保険診療の手引 2020 年 4 月版. 全国保険医団体連合会. 2020.

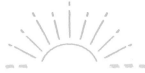

Q50 魚の目やタコってなに？
>医師

A 魚の目やタコは足の一部に負担がかかることにより角化が起きた状態.

医学用語でいうと，魚の目は鶏眼，タコは胼胝と呼びます．鶏眼も胼胝もさまざまな成因によって，足の一部に圧負荷や摩擦が生じ続けた結果できます．鶏眼は負荷により皮膚の角化が深部に及び，芯ができて食い込んで痛みを伴います．胼胝は角化が厚くなっているだけなので，痛みは伴わないことが多いです．さまざまな成因とは，足の変形（偏平足，凹足，開帳足など），足の関節の硬さ，足に合わない靴の着用などが挙げられます．鶏眼の場合，食い込んだ芯の部分をしっかり除去すると痛みは楽になりますが，芯を取らなければ根治しないわけではなく，成因を除去しなければ再発します．同じ靴で同じように歩いているとまた角化して硬くなります．インソールなどを工夫する必要があります．ADL（日常生活動作）が自立し，関節などの拘縮がない40〜70歳代の方には足のストレッチを行っていただくことも有効です．インソールは市販のものなどを活用してもらい，これらの対策を行っても固くなるようなら月1回など来てもらって削ることで対応しています．

📩 院長から一言

魚の目は芯をとらないと治らないと思っている人は多いですが，芯をとるだけでは治りません.

JCOPY 498-12004

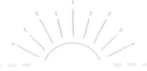
Q51 絵本の読み聞かせは 何歳から始めたらいいの？

>言語聴覚士

A 何歳からでも始めてよい.

　言語には，外言語（実際に発する言葉）と内言語（言葉にはできないけど，頭の中に記憶されているもの）があります．言語発達には内言語がどれだけ蓄積されているかが重要です．内言語がしっかり蓄積されると外言語も発達していきます．絵本の読み聞かせは内言語の貯金にはもってこいです．なので読み聞かせの時期は何歳からでもよいのです．赤ちゃんと一緒に絵本を楽しむことは，保護者にとっても楽しい時間になるでしょう．5歳までに脳は急激に発達すると言われているため，絵本の読み聞かせはそれまでに特にしっかりするとよいです．たくさんの言葉のシャワーを浴びることで子どもはどんどん吸収していきます．内言語が蓄積してくると，子どもは聞いた音を真似て口を動かし始め，発音するようになります．その音と内言語と「聞いたことある！」の音とを頭の中でマッチングさせて，言葉を習得していきます．絵本だけでなく，色んな場面で子どもの視線の先にあるものを一緒に「見て」「聞いて」，時には「触って」，そこに「言葉」を足してあげるだけでも言語の発達にはとてもよいです．どんな絵本でもよいので，一緒に楽しみながら行ってみましょう！

✉ 院長から一言

　逆に乳幼児への長時間のテレビ視聴は言語発達が遅れることがわかっています．テレビは内言語の蓄積には適さないので注意しましょう.

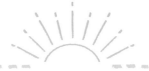
Q52 介助はどこまですればいいの？
>作業療法士

A 患者さんが本当にできない所だけを助けること.

　介助する時には，本人の力を最大限利用し，できない部分のみを介助することが基本的な考え方になっています．しかし，家庭や医療現場では，時間の関係や習慣化によって過介助になっていることが多くなっています．本人の力を引き出すために技術や慣れは必要ですが，意識をして行わないと改善もされません．過介助になってしまうと，介助者側が廃用症候群をつくっているとも言われています．

適切な介助をすることで，①介助者も患者さんも負担が少なく，②負担が少ないことで介助者は体を痛めないよう予防ができ，③最大限能力を使用するため患者さんのリハビリにもなっています．

　また，介助は患者さん一人ひとりでもやり方は違うし，介助者によってもやり方が異なっているのが現実だと思います．習ったやり方に患者さんを当てはめるのではなく，患者さんを評価をしていき，その人に合った適切な介助を考え練習していくことが大切になります．

✉ 院長から一言

どんな介助が適切か，療法士（リハビリスタッフ）と介助者で一緒に考える時間をとることが大切です．「患者さんも楽をしたいという心理がある」ことも意識してかかわりたいですね．

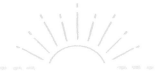

Q53 認知症に対して，どんな備えをしていたらいいの？
>医師

自分の状態の記載，金銭整理，自分の望みの周知，将来の支援者の決定.

認知症は「予防」のことがよく言われます．色々な研究がありますが，予防は正直難しいのが現状です．予防できないのだとしたら，認知症になった場合を想定した「備え」がとても大切になります．

人生会議（ACP：アドバンスケアプランニング）として，がんや寝たきりになった場合については比較的よく話されますが，認知症のことはあまり話題にならないことが多いです．認知症への備えとして，事前にやっておいた方がよいこと4つをお示しします．この4つを知らないがために，介護する家族が決断に苦しむ話をよく耳にします．

①自分自身のことを書き記しておく：名前，生年月日，家族構成，緊急連絡先，持病，内服薬，アレルギー，大切にしていること，など．

②金銭の整理をしておく：預貯金，有価証券，土地などを目録にしておく．印鑑や通帳を整理し，わかりやすくしておく．相続の方針を決めておく．

③自分の望みを周囲に伝えておく：介護が必要になったら自宅・施設などどこで療養したいか，最期を迎える場所，延命措置への希望など．

④将来の支援者を決めておく：財産管理，医療・介護の手続などをサポートする人を決めておく．「任意後見制度」では，自分の意思で受任者（将来の任意後見人）と支援内容を定めておくことができ，判断能力のある元気なうちに，将来の支援について定めておくことができる．

✉ 院長から一言

紹介した4つの備えができていたら，介護する周囲の負担が大きく減ります.

▶文献　100年人生レシピ　認知症への備え方.
https://special.nissay-mirai.jp/jinsei100y/shiru/TNJLn

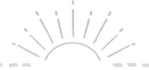

1 MINUTE MORNING STUDY

Q54 ゾレア® はアレルギー性鼻炎に使える？
>医師

A 効果は高いが，高額であり，投与を行う要件が細かく設定されているので，適切に適応を判断することが必要.

　ゾレア®は，2019年12月にアレルギー性鼻炎に対する適応が追加されました．もともと慢性蕁麻疹，気管支喘息に対して適応があった薬です．

　化合物ではなく，生体の抗体を遺伝子組み換えして作成した生物学的製剤といわれるもので，高額な注射製剤です．

　アレルギー性鼻炎の患者さんは多いので，やみくもに使用するのではなく，適応をしっかり吟味して使用することが必要です．

　初回投与前に血清中総IgE濃度測定を行い（クラス3以上であることが必要）投与量を決めること，スギ花粉による季節性アレルギー性鼻炎と適切に診断することが求められます．さらに既存治療で効果不十分と判断する条件として，鼻噴霧用ステロイド薬に加え，第二世代抗ヒスタミン薬，ロイコトリエン受容体拮抗薬およびプロスタグランジンD_2・トロンボキサンA_2受容体拮抗薬のうち1剤以上の治療を受けていてもコントロール不十分な鼻症状が1週間以上持続していることが挙げられます．また適応年齢は12歳以上です．さらに使用する施設要件も決められており，成人の治療に対して耳鼻科以外のクリニックが行うなら，医師が初期研修の2年終了後に季節性アレルギー性鼻炎を含むアレルギー診療の臨床経験を3年以上を含む4年以上積んでいることが必要とされています．

院長から一言
高い薬であり，適応は慎重に検討する必要がありますが，重症のアレルギー性鼻炎であれば治療の選択肢にあげたいところです．

▶文献　最適使用推進 GL が策定された医薬品の保険適用上の留意事項について.
https://www.mhlw.go.jp/content/12404000/000565817.pdf

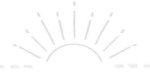

Q55 これからの在宅医療の質と量を充実させるためには？

>看護師

A 医療依存度の低い在宅医療と医療依存度の高い専門的な在宅医療を区別した政策の整備が重要.

　地域包括ケア推進と在宅ホスピスケア「看護の現状・課題を認識し，施設代表者として必要な役割・機能について考える」という研修に参加したのでそこで学んだ内容を共有します.

　医療依存度に基づいた在宅患者の疾患の分類では「（医療依存度の低い）非がん患者：G1」「（医療依存度の高い）末期がん患者：G2」と分類されます．G1の多くは医療依存度が低く症状も安定しています（G1-A，状態の安定した脳梗塞後遺症患者など）が，症状は安定しているものの濃厚な医療サービスが必要な患者（G1-B，人工呼吸器を装着したALS患者など）もいます．G1-A，G1-Bともに期間が長期に及ぶ特徴があり，G2のケア期間は短く急変する場面が多くなります．G1-Aでは生活支援がより重要な意味を持ち，G1-Bでは生活支援と同時に専門的な医療支援が必要になります．G1-Bでは家族のレスパイトケアなど介護面の充実が重要です．G2では医療上の支援は必要不可欠です．このような分類を行うことで，医療依存度の低い在宅医療と医療依存度の高い専門的な在宅医療とを区別して考えることができ，これからの在宅医療の質と量を充実させることができます．そのため，このような分類に基づいた政策の整備をすることが今後の課題です.

📧 院長から一言

　入院患者さんでも軽症10人を受けもつよりICU患者2人を受けもつ方が大変ですよね．自院の在宅患者さんをG1-A，G1-B，G2に分類してみるとよいでしょう.

▶文献　在宅医療の現場で徒然なるままに感じたこと，考えたこと.
　　　　https://www.mhlw.go.jp/shingi/2008/07/dl/s0717-8l.pdf

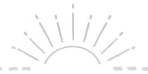
Q56 生活困窮者には どんな支援制度があるの？

>ケアマネ

A 生活困窮者自立支援制度があり，「くらしサポートセンター」で相談できる．

平成27年4月から「生活困窮者自立支援制度」が始まっています．さまざまな事情で暮らしに困っている方の相談窓口です．

①どんな方が対象？

・求職の努力を重ねたが就職できず引きこもりになった人，DVで子どもと家を飛び出したが，困ってしまった人，いじめで中退，引きこもり，社会に出ることが怖くなった人，借金の連鎖を止められない人　等々

②どこに相談するのか？

・（広島市）各区の社会福祉協議会「くらしサポートセンター」窓口

③どんな支援をしてくれるのか？

・一定期間，家賃相当額の支給，緊急に住まいが必要な人への衣食住の提供，社会，就労への第一歩（就労準備支援制度・就労訓練事業），家計の立て直し支援　等々が受けられます．

④相談の流れ

(1) まずは，相談窓口へ（くらしサポートセンター）

(2) 困りごと，不安なことを支援員へ話す

(3) 意思を尊重し，自立に向けた目標や支援を一緒に考える支援プランの作成

(4) 支援の決定・サービスの提供

(5) 定期的モニタリング（支援員の定期的な確認）

(6) 真の安定した生活へ（安定後も支援員のフォローアップあり）

院長から一言

「生活保護の受給者ではないが，経済的な面で生活にお困りの方がいたら"くらしサポートセンター"を紹介する」という選択肢を持っておくことは大切です．

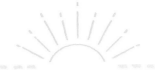

Q57 在宅で点滴を受けられる方のコストはどう算定しているの？

>事務

A 在宅患者訪問点滴注射管理指導料・薬剤料にて算定.

在宅にて点滴をされる方のコストは，在宅患者訪問点滴注射管理指導料（100点/週1回）で算定をしています．加えて薬剤料が算定できます．医師の指示に基づき，1週間のうち3日以上看護師が点滴を施行した際に算定できます．使用する薬剤は，医師が必要と認め，訪問する看護師に渡して在宅で点滴するものであれば種類に制限はありません．

算定の留意点として，①看護師による施行のみ．医師によるものは回数に含まれない，②医師による指示が1週間でも実際の施行が2日以下なら算定不可，③指示内容の記載は自院看護師なら診療録，訪問看護師なら指示書を発行，④施設入居患者へ施設看護師が施行した点滴は算定不可，が挙げられます．

事務は月末・月初に訪問看護へ連絡をし，点滴施行日・使用薬剤について確認，それに基づきコスト算定をしています．点滴実施報告書のような書類がなくても算定上は問題ありません．点滴注射を3日間の予定で指示を出したものの，状態を見て5日間に延長するなど指示を変更する場合，在宅患者訪問点滴注射指示書の変更が必要です．

院長から一言

算定漏れがないよう，クリニックごとにカルテ記載のルールを決めておくとよいでしょう．

▶**文献** 永井康徳. たんぽぽ先生の在宅報酬算定マニュアル 第5版. 日経BP; 2018.

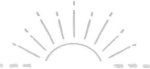

Q58 寝たきりの人が足元にずり下がった場合, どうやって上げるの？

〉作業療法士

A 相手と自分が安楽な介助をみつけることが大事.

ベッド上での上方移動の介助について（一人介助時）

　自宅や介護現場で行っている上方移動は，①患者さんの側方に立ち（二の腕付近），②体の下に両腕を入れ（肩甲骨と腰付近），③介助者は横に動かすようにして上方へ移動させる，が主流になっています．しかし，この方法は主に腕力の力に頼っています．介助者の腰に負担も大きく，重い患者さんはまず上がりません．

　実際に介助して負担が双方に少ない方法を紹介します．

① 患者さんの側方の頭付近に立ちます．

② 片方の手は患者さんの肩甲骨の下を通って奥側の腋に伸ばして，中指・薬指・小指を引っかけます．親指・人差し指は使用しません．

③ もう片方の手は骨盤の下に入れます．この時も，親指と人差し指には力を入れません．

④ 上方に移動させる際，両方の手に力を入れ少し持ち上げるようにします．

⑤ 腋の手は患者さんの頭側に引き上げ，骨盤の手は自分の方に引き寄せるようにします．

　やり方を変えるだけで双方安楽な方法になります．しかし，やり方がわかっていても繰り返し練習をしないと技術向上に繋がりません．やっていくうちにコツがわかり，自分なりのやり方をみつけることでさらに介助が楽になります．

▼ 院長から一言

　当院では，定期的にリハビリスタッフと看護師・介護士が介助方法について意見交換を行っています．

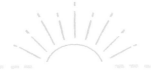
Q59 抗体検査の費用は？

>事務

A 症状の有無によって，自費診療か保険適用かが異なる．

　進学に伴って，3月～4月は抗体検査や予防接種の希望が増える時期です．この場合の抗体検査は症状のない検査になるため自費診療となります．

　麻しん，風しん，おたふく，水痘の抗体検査希望の場合の費用は，次の通りになります．

・1項目3,290円　・2項目6,100円　・3項目8,280円　・4項目10,460円

　B型肝炎の抗体検査の場合は，次の通りです．

・3,920円

　内訳は，それぞれグロブリン別ウイルス抗体検査と血液採取料と免疫学的判断料の点数を足して，10割で計算した額になっています．

　抗体がなかった場合，予防接種にかかる費用は，麻しん・風しん（混合ワクチン）8,500円，水痘7,000円，おたふく4,500円，B型肝炎5,000円（3回接種）になります．

　この費用は，当院のルールですので病院によって金額が異なるかと思います．何か症状があって病気を疑っての抗体検査であれば，保険で算定可能です．その際にグロブリン別ウイルス抗体検査は1回につき2項目までしか算定できません．また保険で算定する場合は，医師に疑いのある病名もしくは確定病名をつけてもらう必要があります．

✉ 院長から一言

　当院で自費診療の金額は，近隣の医療機関のホームページを参考にして同様の相場になるよう設定しています．参考になる資料がない場合は，保険診療の10割分を基本に設定しています．

▶ **文献**　医科診療報酬点数表．令和4年4月版．

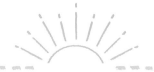
Q60 ダイエットには水がいいって本当？
>医師

A 毎食 30 分前に水 500mL の水を飲むのはよいかもしれない.

「水ダイエット」「水を1日2L飲んだら痩せられる」など，聞いたことありませんか？　たしかに，水を飲むだけで痩せられたらいいですよねー．

と思っていたら，こんな研究を見つけました．肥満気味の男女84人を対象に12週間調査したイギリスの研究です．

被験者は以下のAとBのグループに分けられました．

A：1日3回の食事30分前に毎回500mLの水を飲む．

B：食前に満腹な自分をイメージする．

すると，最終的にAグループは体重が4.3kg減って，Bグループは体重が0.8kg減るという結果になりました．ちなみに，3食のうち1回だけ食事の30分前に水500mLを飲んだグループもありましたが，このグループは12週間で同じく0.8kgしか減っていませんでした．

毎回，食事の30分前に1杯の水を飲むことによって，お腹が満たされた結果，食べ過ぎや早食いが防がれた，食前の水の効果で血糖上昇が抑えられインスリンの分泌が抑制された[※]，などが体重減少につながったのだと思われます．ダイエットに水が有効，という噂は，あながち嘘ではなさそうです．毎食30分前に水500mLを飲むのは中々大変そうではありますが．

※急激な血糖の上昇はインスリンの過剰分泌につながります．インスリンには糖を脂肪に溜め込む働きがあります．

院長から一言

ダイエットは食事療法・運動療法が王道ですが，どうしても難しい場合はこの方法を提案するのも手ですね．

▷文献　Parretti HM, et al. Obesity (Silver Spring) . 2015; 23: 1785-91.

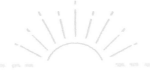
Q61 脳卒中の後遺症で筋肉がガチガチに硬くなりリハビリが進まない場合，どうしたらいいの？ >医師

A ボツリヌス療法が有効.

脳卒中の後遺症に痙縮（けいしゅく）という症状があります．痙縮は，筋肉の緊張が高まることで,手足が勝手に曲がったりつっぱったりする状態のことです．痙縮があると，着替えがしにくい，清潔にしにくい，移乗時に痛い，などの不都合があります．

痙縮でお困りの方には，ボツリヌス療法がおススメです（2010年から保険適用）．ボツリヌス療法とは，ボツリヌストキシンを筋肉内に注射する治療法です．ボツリヌストキシンを筋肉内へ注射すると，筋肉の緊張をやわらげ，痙縮を改善することができます．ボツリヌス菌そのものを注射するわけではないので，ボツリヌス菌に感染する危険性はありません．

ボツリヌス療法を行うにあたり，「何を目標に治療するか」が大切です．介護者の負担が減る（着替えの補助，衛生ケアがしやすくなる），患者の疼痛が改善するなど，どんなメリットがあるのかを患者さん・家族と事前に話し合っておきましょう．

また，ボツリヌス療法は，あくまでも硬くなった筋肉を柔らかくすることで，適切なリハビリテーションを行いやすくするものです．リハビリテーションと併用しなければ効果はありません．注射の効果は3〜4カ月ですので，効果を実感できれば3カ月以上の間隔をあけて繰り返し治療を行うことができます．

📩 院長から一言

注射薬そのものが非常に高価なため，身体障害者手帳（1〜2級）をお持ちでない方は，医療費が高額になる場合があります．

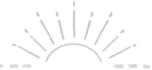
Q62 ボツリヌス療法の管理はどうしたらいいの？

>看護師

A 共通のマニュアルを作成し，手順通りに管理する．

　当院でのボツリヌス療法は，上肢や下肢の痙縮（Q61参照）および原発性腋窩多汗症に対して行います．重度の原発性腋窩多汗症のボツリヌス療法は保険適用で，汗の分泌を抑える効果があります．

　ボツリヌス療法を行う場合，まずは同意書と登録票が必要です．基本的に1度同意書をもらえば再度とる必要はありませんが，上肢下肢用と皮膚科で使う腋窩用の同意書は別ですので注意が必要です．登録票に記入し，ボツリヌス取扱業者にFAXを送ります．ボツリヌスは冷所保存のものですので返品不可です．投与の前日に届くように手配しましょう．

　必要物品は25G，27G，30Gの針と，2.5mL・5mLのシリンジ（ロックでなくてOK）です．当院では，上肢・下肢の痙縮治療の場合は入院でボツリヌス療法を行います．皮膚科では多汗症患者の腋窩に使用し，外来で施行します．皮膚科では30G針使用です．

　使用後はボツリヌス毒素の死活化が必要です．当院のハイターに5分漬けることで死活化できますので，その後は破棄でOKです．

📧 **院長から一言**

　テレビ出演時に，妻（皮膚科医）にボツリヌストキシンを額と眉間に打ってもらいました（もちろん自費です）．たしかにしわが消え「若返ったね」とテレビを見た友人に言われました（笑）．

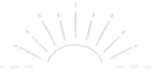

Q63 同僚や部下, 他職種に仕事を依頼する時, 何に気をつけたらいいの？

>医師

A 期限, 目的, 優先順位, 完成度の４つを明確に伝える.

「仕事を頼むの, 得意です」という人って, あまりいないと思います. 自分でやった方が気楽なので, ついつい人に頼らず自分でやろうとしてしまいますよね. ただ, 一人ですべての仕事はできませんので, 同僚, 部下, 他職種などに仕事をお願いする機会はたくさんあると思います. そんな時, 以下の４つのポイントを意識して相手に伝えてみてください.

① **期限**：いつまでに仕上げるか. 「5月28日までに」 など期限を決める.

② **目的**：どういう理由でその仕事が必要か. 「これやっておいて」 だけでは伝わらない.

③ **優先順位**：他の仕事との優先度の兼ね合いで優先度が高いかどうか.

④ **完成度**：完成品を求めるか, たたき台程度なのか. 一般に, まずは6割程度の完成度を求めるのがお互い効率がよい.

の４つを明確に伝えましょう.

例) ○○さん, 患者さんに渡す 「インフルエンザワクチンについて」 のパンフレット作成をお願いします. 例年, 口頭で説明していましたが, 紙に書かれたものもあるほうが患者さんにとってわかりやすく, 情報のばらつきもおさえられるので (②). 10月15日からインフルエンザワクチン接種がはじまるので9月28日までに作ってください (①). 時期がせまっているので最優先でお願いします (③). この本 (参考書籍) を参考にA4用紙1枚程度にまとめてください. 6割程度の完成度でかまいません (④).

✉ 院長から一言

依頼される側も, この４つが明確でなければ, 依頼者に確認するようにしましょう.

▶ **参考** 第2回 日本在宅医療連合学会. 姜 琪鎬先生ランチョンセミナー.

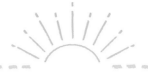
Q64 コロナ禍でも 安心して受診して頂くには？

>看護師

A 頻繁な清掃・換気とハンドソープ・手指消毒液の補充が大切.

日本生活習慣病予防学会の調査によると，「自分やご家族が病院や医院に通院したり，検診を受けたりすることに不安を感じますか？」という問いに対して，「待合室などで感染しないか不安」（63.7％），「医師や職員から感染しないか」（21.1％）という回答を得たそうです．約8割の方が医療機関の受診時に感染の不安を抱いていることがわかります．そして，「どのような医療機関や検診センターであれば安心して受診できますか？」という問いに対しては，「頻繁な消毒」「館内の全面的な抗菌・抗ウイルス仕様」「医師や看護師などの職員が定期的に検査を受けている」と答えた人が多かったそうです．この調査結果を参考に，当院の外来では，トイレには掃除点検表を貼付，時間毎の換気・アルコール清拭を行っています．またハンドソープや手指消毒液を切らさないことで，感染対策に気を配っている印象を与えることができると考え補充を頻繁に行っています．患者さんがおられると，掃除を後回しにしたりする場合もありますが，あえて見えるところで行うことで，感染対策のアピールに繋がると考えています．いつもしていることでも周囲への見せ方を変えることで，患者さんへのアピール・安心感に繋がると思います．

✉ 院長から一言

「トイレをみれば，その施設の衛生状況がわかる」といわれます．トイレが清潔なら施設全体もおそらく清潔ですし，トイレが不衛生なら施設の衛生環境が整っていない可能性が考えられます．

▶文献 日本生活習慣病予防協会.
https://seikatsusyukanbyo.com/calendar/2020/010360.php

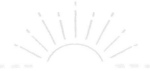
Q65 新しく打てるようになった 帯状疱疹ワクチンの効果はどれくらい？

>医師

A 今までのワクチンに比べて，帯状疱疹の抑制効果がかなり高い．

　新しい帯状疱疹ワクチンが最近日本でも打てるようになりました．シングリックス®という組み換えサブユニットワクチンです．今までの水痘帯状疱疹ワクチンは生ワクチンでしたが，シングリックス®は生ワクチンではないので，従来のワクチンが打てなかった免疫抑制状態にある人（抗がん剤治療中，ステロイド内服中の方など）も打てます．

　シングリックス®の帯状疱疹抑制効果は50歳以上で97.2％で，70歳以上でも89.8％と非常に良い成績です[1]．帯状疱疹後神経痛（PHN）の抑制効果は88.8％あります[2]．従来のワクチンの帯状疱疹抑制効果は61.1％（60歳以上），PHNの抑制効果は51.3％（60歳以上）といわれています[3]．アメリカのACIPというワクチンを推奨する政府機関では従来のワクチンを打った人でもシングリックス®を打つように推奨しています[4]．そのためワクチンがなかなか手に入らない状態が続いていましたが，今は必要時に入荷できるくらいになっています．価格が1回あたり2万円以上かかり，それを2回打たなければなりません．かなり高額であるため，効果を説明しても従来のワクチンを選択される方が多いです．

院長から一言

　名古屋市ではどちらの帯状疱疹ワクチンにも費用の助成があり，シングリックス®は1回10,800円で接種できます．早く全国で助成がでるようになってくれることを願います．

▶文献　1) Lal H, et al. N Engl J Med. 2015; 372: 2087-96.
　　　2) Cunningham AL, et al. N ENgl J Med. 2016; 375: 1019-32.
　　　3) Oxman MN, et al. N Engl J Med. 2005; 352: 2271-84.
　　　4) Dooling KL, et al. MMWR Morb Mortal Wkly Rep. 2018; 67: 103-8.

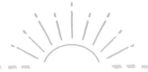

MINUTE MORNING STUDY

Q66 腰痛は治るの？
>作業療法士

A 適切な環境調整やストレッチ運動で改善が期待できる．

　腰痛は，医学的には腰痛症と診断されます．腰痛症は特定の症状を指すのではなく，腰痛を引き起こすさまざまな疾患の総称です．

　腰痛には急性腰痛と慢性腰痛があります．

　急性腰痛とは発症して4週間未満の腰痛のことです．ぎっくり腰も含まれ，発症から3カ月以内ものを亜急性腰痛といいます．急性腰痛の原因はさまざまで，重大な疾患が隠れていることがあるので，病院で診てもらうことをお勧めします．

　慢性腰痛とは3カ月以上続く腰痛のことです．原因や状態はさまざまで，小さいお子さんからご高齢の方まで幅広い方にみられます．

　腰痛になる主な原因は，以下の通りです．

　① 腰に負担をかける生活環境

　② 加齢．柔軟性低下や筋力低下

　③ 精神的ストレス

　④ 過度な安静

　⑤ 疾患（腰椎椎間板ヘルニア，がんの腰椎転移，腰椎圧迫骨折など）

　①〜④が原因の腰痛では，環境調整やストレッチ・運動をすることで改善させることができます．また，入浴して温めることも効果があります．

▼ 院長から一言

　僕も腰痛持ちでしたが，スクワットで下半身を，プランクで腹筋・体幹を鍛え，子どもと一緒にヨガをすることで，現在はほぼ解消されています．

66
JCOPY 498-12004

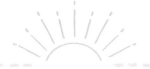
Q67 LGBTQって何のこと？

>医師

A Lesbian, Gay, Bisexual, Transgender, Queer/ Questioning の頭文字.

　LGBTQとは, Lesbian (レズビアン, 女性同性愛者), Gay (ゲイ, 男性同性愛者), Bisexual (バイセクシュアル, 両性愛者), Transgender (トランスジェンダー, 性自認が出生時に割り当てられた性別とは異なる人), QueerやQuestioning (クイアやクエスチョニング) の頭文字をとった言葉です.

　LGBTQは性的マイノリティ (少数者) を表す総称のひとつとして使われることもあり, LGBTQの割合は人口の3 ～ 10%と言われています.

　近年, LGBTに代わり, SOGIという言葉で表現されることもあります.

　SOGIは, 「Sexual Orientation and Gender Identity (性指向と性のアイデンティティ)」の頭文字から取った言葉です. 誰もがそれぞれのセクシュアリティを持っているという考え方に基づいています.

　誰もが受診しやすい医療機関になるためには, 気づいたら実行することが大切です. たとえば当院の場合, 予防接種を頑張った子どもへのご褒美は, 今まで「男の子」は車などが入っている青の箱, 「女の子」はリボンなどが入っているピンクの箱の中から選んでもらっていました. でもこのステレオタイプ的な分類は, LGBTQの人が生きにくい文化の形成に加担してしまっているとも考えられます. そこで現在は, 一つの箱から好きなものを選んでもらうスタイルに変更しました.

✉ 院長から一言

　当院では「10% (少数派) にコミットする」を合言葉に, 誰もが生きやすい世の中に近づけるよう活動しています.

▶ 文献　東京レインボープライド 2022. https://tokyorainbowpride.com/

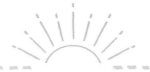

Q68 何℃からが発熱なの？
> 医師

A 37.5℃以上を発熱と考えるのが一般的.

　患者さんに「熱はありますか？」と聞いて,「36.8度でした. 普段は35.5度ぐらいなので熱があります.」って答えられ,どう捉えたらいいんだろう,って思ったことないですか？

　何℃からが発熱なのでしょうか？筆者は以前,発熱に関する研究を行った際,どこからを発熱と考えるか調べましたが,国によってバラバラでした. ハリソン内科学という教科書では「午前の体温で37.2℃以上,午後の体温で37.7℃以上と定義される」と書かれていますが,日本では感染症法の届け出基準に「発熱とは体温が37.5°C以上を呈した状態をいい,高熱とは体温が38.0°C以上を呈した状態をいう」と書かれていることもあり,37.5℃以上を発熱と考えることが多いです.

　ちなみに日本人の平均体温は,10歳〜50歳の日本人3000人を調べた研究によると,36.9℃でした(36.6℃〜37.2℃の範囲に7割の方が含まれていました). また,体温は日内変動があり,早朝に低く夕方に高くなることがわかっています. 36℃台後半が日本人の平均的な平熱だとすると,37.5℃以上を発熱,とするのは妥当かもしれません.

　また,平熱が低い人の場合は,37.5℃を超えていなくても,普段より1℃以上体温が高い状態が続いている場合は,発熱に準じた対応をするのが望ましいと考えられます.

院長から一言
熱を気にするのは日本独特で,欧米では熱よりも症状の有無が重要視されます.

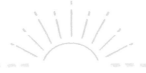
Q69 睡眠時無呼吸症候群の人って 日本でも多いの？

>医師

A 900万人も存在する.

「妻に，いびきがうるさいと怒られます．息もちょいちょい止まっているみたいで」という受診が増えています．睡眠時無呼吸症候群の中でも多いのが，息の通り道（上気道）の閉塞が原因となる閉塞性睡眠時無呼吸（OSA）です．中等症以上のOSAは日本で900万人も存在すると推計されていますが，実際に治療を受けているのは50万人未満とされています．

OSAは，肥満，下あごが小さいなどが原因となり，上気道が狭くなって発症します．狭いところを通る時に聞こえるのがいびきで，上気道が完全に詰まってしまうと，無呼吸となります．睡眠の質の低下により，日中の眠気・倦怠感などの症状を認めます．また，OSAは高血圧・糖尿病・脂質異常症などを合併している人が多く，脳卒中・心筋梗塞等による死亡率も高くなります．

治療は，CPAP療法が有用です．マスクを介して鼻から持続的に空気を送ることで，狭くなっている気道を広げます．無呼吸が改善され睡眠の質が良くなると，日中の眠気や倦怠感などのパフォーマンスが良くなります．また，運転による交通事故の頻度も減ります．ただ残念ながら，脳卒中や心筋梗塞，死亡率が減るという明確な研究結果はまだありません．

ちなみに，CPAPは眼鏡と同じです．眼鏡を外すと見えなくなるように，CPAPを外すと無呼吸が出現します．CPAPは対症療法で，肥満の人であれば減量が根本治療になります．

院長から一言

日中の眠気・だるさの自覚がなければCPAPを行うメリットはほとんどありません.

▶文献　佐藤 誠. 日内会誌. 2020; 109: 1059-65.

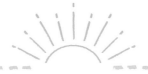

Q70 浮腫んだ時にはしっかり揉んで マッサージしたらいいの？

>看護師

A 皮膚を引っ張るように撫でるだけでも，浅いリンパ管の流れは改善される．

　浮腫を感じる場合，腕であれば腋窩に，足であれば鼠径部に向かって皮膚を引っ張るように擦ると，リンパドレナージ（リンパの液を皮下から排液すること）ができます．手指，手のひらを皮膚に当て，軽く，ゆっくり，やさしく皮膚を動かすようにずらします．そうすることで，リンパ液は流れ，併せて静脈系の活性化も期待できます．特に浮腫が気になる部位，および，その周辺は念入りに行うと効果的です．1度に強く揉むのではなく，回数を増やすことも大切なポイントです．皮膚表面のリンパ管であれば，強く揉むようにマッサージするとリンパ管をつぶしてしまい，リンパドレナージとしては効果的ではありません．強く揉むことで炎症が起こる可能性もあります．すでに炎症が起こっている場合は，さらに炎症を悪化させるケースがあるため，リンパドレナージは行えません．また，リンパ液の流れを促進するにあたり，適度な運動を併用することも大切です．肩回しや深呼吸も効果的です．深呼吸や内臓の動きで深部リンパ系が活性化されます．

📧 院長から一言

肩こり等のマッサージもリンパマッサージも，強くやった方が効果が高いと思われがちですが，いずれもやさしく，回数を多く行う方が効果的です．

▶ **文献**　廣田彰男，監修．看護師・理学療法士のためのリンパ浮腫の手技とケア．学研メディカル秀潤社；2012.

JCOPY 498-12004

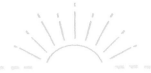

Q71 生活保護はどんな制度なの？
>ケアマネ

A 健康で文化的な最低限の生活を国民に保障する公的扶助制度．

　生活保護には，被保護者（保護を受けている人）の日常生活の需要を満たすための生活扶助をはじめ，教育扶助・住宅扶助・医療扶助・介護扶助・出産扶助・生業扶助・葬祭扶助の8の扶助に分かれています．

　今回はその中の「医療扶助」の給付について説明します．

医療扶助の対象者……

　生活保護受給者は，国民健康保険の被保険者から除外されているため，ほとんどの医療費はその全額を医療扶助で負担されています．ただし，①障害者自立支援法等の公費負担医療が適用される者や，②被保険者保険の被保険者または被扶養者は各制度において給付されない部分が医療扶助の給付対象となります．

医療扶助の範囲・方法……

　医療扶助は，①診察，②薬剤または治療材料，③医学的処置，手術およびその他の治療並びに施術，④居宅における療養上の管理およびその療養に伴う世話その他の看護，⑤病気または診療所への入院およびその療養に伴う世話その他の看護，⑥移送の範囲内で実施（医療扶助は，原則として現物給付になります）．

指定医療機関，診療方針，診療報酬……

　医療扶助による医療の給付は，生活保護法の指定を受けた医療機関等に委託し実施となります．指定医療機関の診療方針および診療報酬は，国民健康保険の例によります．

✉ 院長から一言

患者さんが生活保護を受けずに生活できる状態になることも想定し，必要以上の投薬・検査を行わないよう気をつけましょう．

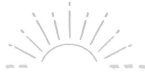

Q72 風邪の予防には，水のうがいと イソジンうがい，どっちがいいの？

>医師

A 水うがいの方がよい.

　「風邪の予防にはイソジンがよい！」と思っている方が多いと思いますが，多くの医師はある研究が発表されてからイソジン（ヨード液）より水でのうがいを推奨するようになりました.

　日本で行われ2005年にアメリカの学術誌に掲載されたこの研究では，ボランティア387人が，くじ引きで「水うがい群」「ヨード液うがい群」「とくにうがいをしない群」の3つに割り付けられました. 2カ月追跡した結果，うがいをしない群は100人中26.4人が風邪を発症し，水うがい群は17人，ヨード液うがい群は23.6人でした. 水うがいをすると風邪を40％減らすことができますが，ヨード液うがいだと統計学的に意味のある抑制効果は認められませんでした. この研究では，うがいは1日3回，それぞれ15秒のうがいを3セット，つまり1日9回のうがいを行っています. 歯磨きの後に一緒にガラガラとうがいをするのが良さそうですね.

　なぜ水のうがいに効果があるのかについてですが，水がウイルスそのものを洗い流すというよりは，ウイルスが細胞の中に侵入する際に必要なタンパク質を取り除くからではないかと考えられています. ヨード液に効果がなかったのは，ヨード液が正常な細菌叢まで破壊したり正常細胞を傷害することで，うがいによる効果を打ち消しているのではと考えられています.

✉ 院長から一言

　一時言われていた「新型コロナウイルスにイソジンが効く」は幻想です.

▶文献　Satomura K, et al. Am J Prev Med. 2005; 29: 302-7.

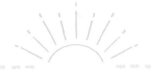

Q73 包括的支援加算の算定対象となる条件にはどんなものがあるの？

>事務

A 要介護2以上，日常生活自立度ランクⅡb以上，週1回以上の訪問看護を受けている場合などがある．

包括的支援加算とは，在総管（在宅時医学総合管理料）・施設総管（施設入居時等医学総合管理料）を算定している患者が，一定の条件に該当する場合に加算が可能となります．その点数は150点です．算定対象となる「厚生労働大臣が定める状態」（特掲診療料の施設基準等別表第8の3）として挙げられている条件は多岐にわたりますので，すべて記憶しておくのは大変でしょう．そのため，当院では以下の2つを主な判断材料としています．

① 要介護2以上・障害支援区分2以上・日常生活自立度ランクⅡb以上のいずれかに該当　→カルテの患者データを見て確認しています．

② 週1回以上の訪問看護を受けている　→訪問看護計画書・報告書や，ケアマネージャーが作成するサービス計画書を見て確認しています．

ただし，在総管・施設総管における「厚生労働大臣が定める状態」（特掲診療料の施設基準等別表第8の2）を算定する場合は算定できません．在総管・施設総管における「厚生労働大臣が定める状態」とは，末期がんや指定難病の方，在宅療養指導管理をしている重症患者さんなどが挙げられます．

院長から一言

医療事務が算定しやすいよう，医師はわかりやすい診療記録の記載を心がけましょう．

▶文献　永井康徳．たんぽぽ先生の在宅報酬算定マニュアル　第5版．日経BP; 2018. p.16-7.

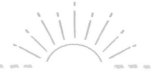

Q74 水イボとイボってどう違うの？
>医師

A 原因ウイルスが異なり，治療方法も摘除か液体窒素かで違いがある．

　水イボ（伝染性軟属腫）とイボ（尋常性疣贅）は，両方ともウイルスによる疾患ですが，ウイルスの種類が違います．水イボはポックスウイルスで，イボはヒトパピローマウイルスによる感染症です．見え方も水イボは白色からやや紅白色調のドーム状の丘疹で小児に多く生じます．イボは常色から紅色の角化性丘疹で，小児から大人まで感染します．水イボの治療はセッシでの摘除です．痛みを軽減するために摘除の1時間前にペンレステープを患部に貼ってもらい，セッシで摘除します．中から白い軟属腫小体がでます．イボは水イボより角化して硬く，表皮細胞にウイルスが感染しているため赤いぷつぷつ（出血点）を認めることも多いです．イボの治療は感染している部分ごと凍結して摘除するために液体窒素療法を行います．こちらはペンレステープは保険適用になっていないので，前処置をせず液体窒素で治療します．1回で取れないことが多いので通常2週間後くらいに再診してもらい再度液体窒素を行い，取れるまで繰り返します．

▼ 院長から一言

　ウイルスによる感染症で，どちらも人にうつす可能性がある疾患なので，兄弟で来ていたら，他の子にもないか聞いてみた方がいいですね．

▶**文献** 清水 宏. 新しい皮膚科学 第3版. 中山書店; 2018.

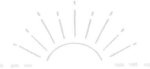
Q75 誤嚥性肺炎を予防するために大切なことは？

>看護師

A 一人ひとりの嚥下状態を把握して，必要な介入をし継続すること．

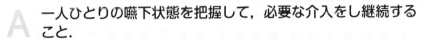

　誤嚥性肺炎予防のポイントは，以下の5点です．

① 食事内容・食事姿勢の調整：誤嚥しにくい食事内容へと調整し，食事姿勢についても工夫します．

② 口腔ケアにより菌の量を減らす：口腔内の細菌や残渣を減らすことが，誤嚥性肺炎予防では重要です．

③ 半夏厚朴湯または六君子湯の使用：咳反射の低下には半夏厚朴湯，蠕動運動の低下には六君子湯がよいと言われています．

④ 経管栄養の食道への逆流を防ぐ：食紅テストで逆流チェックし，栄養剤の投与前に内容物を確認します．

⑤ 肺炎球菌ワクチンの接種：65歳以上の高齢者に対して，日本では定期接種として推奨されています．

　当院では嚥下グループを作成し，作業療法士，言語療法士，医師，看護師，介護士でマニュアルを作成し対応しています．日々患者さんの嚥下状態を確認し，みんなで検討します．病棟では患者さんの嚥下状態と食事内容が合っているかを確認し，看護師と介護士が連携しながら配膳も慎重に行うようにしています．スタッフが理解しやすいように，ラミネートしたものを表示し，みんなで共有の知識を持ち対応できるように心がけています．

✉ 院長から一言

　口腔ケアは非常に大切なので，訪問歯科をしてくれる歯科医院を探しておくとよいです．当院では連携歯科医師から当院の摂食・嚥下チームに口腔ケアの指導をしてもらっています．

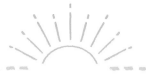

Q76 1日1回の血圧の薬, いつ飲むのがいいの?

>医師

A 生活に合わせた飲み忘れにくい時間. いつでもよいなら, 就寝前.

　1回の内服で1日効果がある血圧の薬は, 朝食後, 夕食後, 就寝前など内服時間はさまざまです. では, いつ内服するのがよいのでしょうか.

　一つの決め方は「患者さん自身が飲み忘れにくいタイミング」でセッティングすることです. 夜は仕事の関係で飲み忘れるので朝がよいという人もいれば, 朝はバタバタして忘れるので寝る前が一番忘れないという人もいるでしょう. 患者さんの生活に合わせて飲み忘れにくい時間に設定するのが基本と考えてよいと思います.

　タイミングはお任せします, と言われたら, いつがよいでしょうか. 私は寝る前を提案しています. 降圧薬を起床時に内服している患者と比べて, 就寝前に降圧薬を内服している患者の心血管イベントが約1/3であったという研究結果に基づき, そのように提案しています. 夜間高血圧や早朝高血圧, モーニングサージ (朝, 目覚める前後に血圧が急上昇すること) は心血管イベントのリスクを上げると報告されているため, 就寝前の降圧薬の内服が有効なのではと考えられています. ただし, 夜間の血圧が低い方が就寝前の降圧薬の内服をすると, 脳血流が低下し脳梗塞を発症するリスクが高まる可能性も示唆されています. よって高齢高血圧患者さんでは, 降圧薬を開始する前に, 起床時, 日中, 就寝前, 可能であれば夜中の血圧を測定して, 血圧の日内変動を確かめておくことが大切です.

院長から一言

　2週間ほど家庭血圧を測定した血圧手帳を見て薬の種類や内服時間を決めるのがよいでしょう.

▶文献　Hermida RC. J Am Soc Nephrol. 2011; 22: 2313-21.

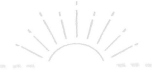
Q77 発達障害をもつ子どもの親が，知ることができて良かったと思うことは？

A 子どもの特性を理解し，子どもの目線に立って親が対応することで親も子どももうまくいくこと．

　発達障害をもつ子どもの親として，私自身が学んだことを共有します．

　発達障害をもつ子どもに，親が感情的に怒ってしまうと自己肯定感が下がってしまいます．その理由は，子どもは何に対して怒られたかを理解できないことが多々あるからです．感情的に怒るのではなく，何がいけなかったのかを冷静に伝え，子ども自身が納得する説明を心がけています．

　発達障害をもつ子どもは，物の見え方に違いがあります．例えばシマウマを見た時，一般（定型発達）の人はシマウマ全体を見てすぐに把握することができますが，発達障害をもっている子はシマウマの模様にまず注意がいき，その後全体を見ます．ですので反応が遅れてしまいます．認識するまで待ってあげることが大事です．

　保育園での出来事ですが，先生がピアノを弾いてみんなで歌を歌っていると，一人の男の子がピアノをバンバンと何度も叩いていました．すると先生は止めるのではなく，「ピアノの中に小さいおじさんが入っているから叩くとビックリするよ」と言うと，男の子は小さいおじさんに興味がいき，叩くのをやめました．制止したり怒ったりするのではなく，興味や話を逸らすことで問題となる行動を止めていました．子どもの特性を理解し，子どもの目線に立って対応することの大切さがよくわかりました．

院長から一言

　1分間勉強会では，本や学会で学んだことだけでなく，スタッフの実体験を共有することも非常に有用です．

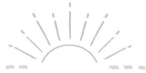

Q78 寝たきりの人の尿路感染症の予防って，どうしたらいいの？

>医師

 陰部の清潔，十分な水分摂取，適切な体位や蓄尿バッグの位置に気を付ける．

　ベッド上寝たきりのADLの方は，尿路感染症を繰り返しやすくなります．自分で動けないため，陰部を清潔に保ちにくくなったり，十分な水分が摂れないことが要因です．尿道バルーンが入っている方も，菌が膀胱につきやすくなります．尿路感染症の中で，下部のものは膀胱炎です．膀胱炎だけだと，頻尿，残尿感，血尿，排尿時痛など不快な症状がありますが，自然に治ることもあります．上部尿路感染症，つまり腎臓まで菌が上がっていった場合は腎盂腎炎と呼ばれ，発熱などの症状も出現します．腎盂腎炎になると抗菌薬の治療が必ず必要になります．尿路感染症は予防が大切です．以下の5つのポイントを参考にしてみてください．

① 陰部の清潔を保つ：適切な排泄支援により，長時間陰部を便で汚染しない

② 十分に水分を摂取して尿量を確保する：1日の飲水量は体重の2%を目安にする．（体重50kgで1L）

③ 腎臓を膀胱よりも高い位置に保つ：腎臓は後腹膜臓器のため，仰臥位では膀胱から腎臓へ逆流しやすい．日中は座位で生活するか，寝たきりの場合でもベッドをギャッジアップする．

④ カテーテルから膀胱への逆流を防ぐ：常に蓄尿バッグが膀胱よりも低い位置となるようにする．

⑤ 抗菌薬の予防投与を検討する：就寝前にST合剤（バクタ®錠）を1錠または半錠経口内服する．

院長から一言

常に実践できるよう，尿路感染症を繰り返す寝たきり患者さんの枕元に紙を貼っておくとよいです．

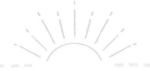
Q79 医療従事者に求められる 自己調整型学習とは？

>看護師

A 学習者が自分自身の学習過程に能動的に関わり進めていく 学習方法．

　自己調整学習とは，「学習者が自分自身の学習過程に能動的に関わり進めていく学習方法」のことを指します．多様な背景・疾患を持つ患者さんに関わり続けるのが私たちの仕事なので，医療従事者には，能動的に学び続け，自分自身をアップデートしていくことが求められています．

　学習者が能動的に学習に関与するにあたり，必要な要素が3つあります．それは，「動機づけ・学習方略・メタ認知」です．「動機づけ」とは，学習を進めるにあたってのエネルギーとなる心の働きを指します．具体的には，「自分はできる」という自己効力感や「急変時の初期対応を身につけたい」という意欲などを指します．「学習方略」とは，効果的な学習をするための方法や工夫のことです．たとえば，救急医療の教科書をただ読むだけよりも，急変時対応のワークショップに参加した方が，深い学びにつながります．「メタ認知」とは，自分の認知活動を客観的にとらえる，つまり，自らの認知（考える・感じる・記憶する・判断するなど）を認知することです．「自分は何を理解していて，何が苦手なのか」を高い視点から把握します．

　動機づけができ，効果的な学習方略を選択し，学びを客観的に振り返るというサイクルの質を高めていくことで，より能動的で深い学びにつながっていきます．

院長から一言

　医療従事者は生涯学習者であることが求められますが，「朝の1分間勉強会」はそのための良いツールだと思います．

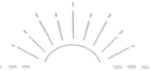
Q80 嚥下障害の予防方法は？
>看護師

A 入院後の早期経口摂取や理学療法の介入が，摂食嚥下障害の予防につながる．

　サルコペニアとは，主に加齢により全身の筋肉量と筋力が自然低下し，身体能力が低下した状態をいいます．

　入院前には摂食嚥下障害のなかった高齢入院患者で，入院後2日間以上禁食となった患者を対象に行った研究では，26％に摂食嚥下障害が出現し，摂食嚥下障害となった患者全員に全身のサルコペニアを認めました．一方，全身のサルコペニアを認めない患者では，摂食嚥下障害の新規発生はありませんでした．この研究では全身のサルコペニアに伴い摂食嚥下障害が起こると推測されています．

　別の研究では，肺炎で入院した高齢患者に，入院後できるだけ早く経口摂取を開始した結果，早期に退院でき，また，入院後数日以内に理学療法を開始すると，理学療法を実施しなかった場合と比較して死亡率が低いと報告されています．

　高齢者が入院した場合，入院後できるだけ早期に全身状態や摂食嚥下機能を評価して，早期リハビリテーション，早期離床，早期経口摂取を行うことがサルコペニアによる摂食嚥下障害の予防となると考えられます．

✉ 院長から一言

誤嚥性肺炎で入院した患者さんはしばしば，禁食（絶食）・抗菌薬治療→CRPが改善したら退院，という流れに乗せられてしまい，結果，サルコペニアと嚥下障害が進行します．私達医療従事者の意識改革と早期介入が必要ですね！

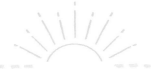
Q81 起立性調節障害は怠け病って聞いたことがあるけど，実際どうなの？

>医師

A 自律神経の働きが悪くなる病気であり，怠け病ではない．

　起立性調節障害（OD）は，自律神経の働きが悪くなり，起立時に身体や脳への血流が低下する病気です．朝起きれない，だるい，立ちくらみがする，などの症状があります．症状は午前中に強く，午後から徐々に楽になり，夜は元気になります．夜は調子が良くなるため，だらだらしているだけの怠け病のようにも見えますが，そのような見方は正しくありません．

　小学校高学年，中学生，高校生で多く，女子の方が多いです．中高生の女子の2〜3割がODとされています．

　ODの診断は，問診と新起立試験という検査で行います．朝の調子が悪い病気なので，午前中に検査を行います．内科でも小児科でも新起立試験をやっている医療機関がかなり少ないため，診断されないまま苦労している方がたくさんいます．

　治療は，子ども・親に病気を理解してもらう，非薬物療法（水分・塩分を多く摂る，毎日の運動，生活リズムの改善），学校への指導や連携，薬物療法（血圧を上げる薬，漢方）などを組み合わせて行います．

院長から一言

　どうしていいかわからず医療機関を転々としている患者さん・家族も少なくないので，医療機関として「ODというものを知っている」だけでも患者さんにとっては救いになります．

▶ **文献**　日本小児心身医学会. 編. 小児起立性調節障害診断・治療ガイドライン 改訂第2版. 南江堂；2015.

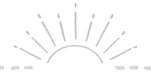

Q82 インフルエンザの予防には何が大切？

>看護師

A ワクチン接種・マスク着用・うがい・手洗い・換気・適度な湿度が大切.

当院では毎年インフルエンザの予防接種受付開始とともに「インフルエンザワクチンＱ＆Ａ」という三つ折りのチラシを作成しています．ワクチン接種される方の疑問や不安を解消するためのものです．「Q.なぜワクチン接種が必要なの？」「Q.昨年も受けたが今年も接種した方がよい？」「Q.効果はどのくらい？」「Q.接種後に注意することは？」など，具体的な内容をわかりやすく掲載しています．インフルエンザの予防に関しては，「Q.家族がインフルエンザと診断されました．気をつけることは？」の答えとして，①患者はマスクをする，②うがい・手指衛生，③部屋の空気を入れ替える（1時間に1～2回），④適度な湿度（50～60％）と記載しています．

温度と湿度とインフルエンザウイルスの寿命の関係を調べた研究結果を紹介します．温度7～8度・湿度20～25％の環境では，6時間後のウイルスの生存率は63％でしたが，湿度49～51％では，ウイルスの生存率は42％，湿度80～82％では，ウイルスの生存率は35％に低下しました．さらに，温度が32度の場合，湿度が49～51％の環境では，ウイルスの生存率はほぼ0％でした．このことから，インフルエンザは気温が低く乾燥した状態で流行しやすいと考えられます．

院長から一言

新型コロナウイルス感染症も，気温・湿度とも低い環境で流行しやすいと考えられています．

JCOPY 498-12004

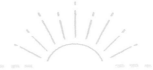

Q83 「ほめほめ貯金」ってなに？

> 作業療法士

A 発達障害児に自分を肯定できるように，親や大人ができる声かけや態度のこと．

「ほめほめ貯金」とは，自分を肯定できるように親や大人が発達障害の子に対して「ほめる・認める・大事にする」ことです．自己肯定感を育てるために，とても重要なアクションです．自己肯定感が育っていると，チャレンジする・人を信じる・自分の将来に希望を持つことができるようになります．一方で自己肯定感が低いと，チャレンジを拒む・人が信用できない・自分の将来に希望が持てない，なげやりの人生になってしまいます．

ほめほめ貯金のコツは，当たり前のことをほめること，疲れてしまう前にほめることです．また，その子の存在そのものをほめることも非常に大切です．「あなたがいてくれて嬉しい」「可愛いね」「良い子だね」「大好きよ」など，根本を認める言葉かけを普段から多くすることです．ほめほめ貯金は貯まるまで"待つこと"も重要です．自己肯定感が育ってくるまで，根気強く声かけをし続けます．その子に注意をしないといけない時は「大事なあなたが将来困らない為に怒ります」と，その子のことを大切に思っているということを伝えます．そして，ほめほめ貯金をするには，親の心にも余裕が必要です．親自身がほめられること，認められること，大事にされること．周りに頼ったり自分の時間を持ったりすることも，子育てをしていくため必要不可欠なことです．

📧 院長から一言

職員同士でも「ほめほめ貯金」は大切です．無理にほめようとしなくても，「ありがとう」を何度も伝えることで，相手は自分が認められていると感じ，安心して仕事ができるようになります．

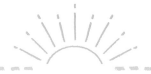

84 朝起きない起立性調節障害の子は，
怒鳴って起こした方がいいの？

>医師

A 大声で怒鳴ってもよい結果にはならない．

　起立性調整障害（OD）の子が朝起きられない理由には，次の3つがあります．
① 朝に交感神経（活動するための神経）の活性化が悪い．血圧が上がらないので，
　脳血流が維持できない
② 午後から交感神経が活性化して，夜に最高潮になり，寝付きが悪くなる．
③ 寝られないので遅くまで起きてしまい，また朝起きが悪くなる．

　①〜③が悪循環になり，朝起きが悪くなるのですが，多くの家族は③が一番
問題だと考えてしまいます．朝，大声で起こしても起きないので，早く寝かせよ
うと怒鳴ったりするようになり，親子関係の悪化につながります．①が一番の原
因と考えます．いくら大声で怒鳴ってもよい結果にならないので，次のようにし
てみましょう．

・朝起こす時，何回か声掛けをする．でも怒らない．
・カーテンを開けて朝日を部屋に入れ，布団をはがす．
・夜は眠くなくても日常就寝時刻より30分早く布団に入るように努め，消灯す
　る．

　📧 院長から一言

不登校を伴うODの重症例は1年後の復学率は30％であり，診断したからと
いってすぐに良くなるものではありません．

▶**文献** 日本小児心身医学会．編．小児起立性調節障害診断・治療ガイドライン 改訂第2版．
　　　南江堂；2015．

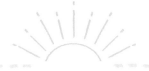

Q85 食物アレルギーの採血って たくさん調べた方がいいの？
>医師

A 必要なものにしぼって検査をした方がよい.

　アレルギーの血液検査には，view39というよくあるアレルゲン39項目を一度に調べることができる検査と，単独で測るイムノキャップという特異的IgEを測定する検査があります.

　いずれも，実際にはアレルギーがないものも上昇してしまうことがある検査ですので，必要でない抗原も一緒に測ってしまうと，本来食べることができたもので陽性が出た場合，その食物をどうするのか判断が難しくなります. 摂取可能なものも不要に除去してしまう可能性とリスクがあります. 特に子どもの食物アレルギーに関しては，問診上で疑わしいと判断した食物に対して単独で測った方がいいと考えられます. また，単独で測る検査だと数値によって実際にアレルギーが出る確率を予測できるので，食物負荷試験を行う判断材料になるというメリットもあります. View39を使うべき時は，たくさんの抗原に対するアレルギーが予測される状態（原因不明のアナフィラキシーなど），花粉食物アレルギー症候群（花粉症があって，果物などにアレルギー症状が出る）場合と考えます.

> ✉ 院長から一言

　多ければよいわけでなく，適応を見極めることが大切ですね.

▶文献　第69回 日本アレルギー学会学術大会.

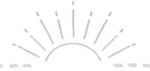
Q86 サルコペニア予防にオススメの方法は？
>看護師

A 適度な運動と栄養が有用.

　サルコペニアとは狭義で加齢に伴う筋肉量の低下のことをいい，加齢・活動・栄養・疾患が原因となります．介護予防やQOL向上のためにもサルコペニアの早期発見が重要であり，嚥下機能や栄養評価によるリハビリ栄養の介入が必要となります．サルコペニアを予防する上で大切なのは，ロコモティブシンドロームの予防方法と同じく，筋肉を減らさないための適度な「運動」と「栄養バランス」の取れた食生活です．加齢に伴い，運動不足や食事量の低下が気になる方は，無理のない範囲で改善していきましょう．おすすめの運動対策・トレーニングは，筋肉量を増やし，筋力や身体能力を改善するレジスタンス運動と低強度の有酸素運動が効果的であることがいわれています．レジスタンス運動とは抵抗を加えた運動であり，筋力トレーニングとして一般的に知られています．おすすめの食生活は筋肉生成に効果のあるタンパク質が豊富な肉や魚，大豆，卵などの食材を中心に，筋肉を動かすエネルギー源となる炭水化物（米・パン・麺類），タンパク質の働きを助けるビタミンB_6（マグロの赤身・レバー・鰹・鶏ささみ・キウイ・バナナ）などバランスよく摂取することが大切です．

✉ 院長から一言

　プロテインの摂取もおすすめです．プロテインは筋肉マッチョになるために飲む，と思われがちですが，サルコペニア，冷え性，起立性調節障害など，さまざまな病態の予防や治療に効果的です．

JCOPY 498-12004

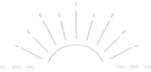

1 MINUTE MORNING STUDY

Q87 AED を使う時の注意点は？

>看護師

A ①緑のランプ　②べったり貼る　③テープ類は剥がす
④水分はふき取る　この4点は必ず注意して使用しよう.

　AED（自動体外式除細動器）とは，心臓がけいれんし血液を流すポンプ機能を失った状態（心室細動）になった心臓に対して，電気ショックを与え，正常なリズムに戻すための医療機器です．2004年7月より医療従事者ではない一般市民でも使用できるようになりました．AEDは，操作方法を音声でガイドしてくれるため，簡単に使用することができます．また，心臓の動き（心電図）を自動解析し，電気ショックが必要な方にのみ電気ショックを流すしくみになっています.

　注意点は以下の通りです.

・機械本体が使用可の緑の印が出ていることを確認します．赤印で×が出ている時は使用できません.

・電極パッドはべったり貼ります．ペースメーカーや植え込み型除細動器がある場合は，3cm以上離してパッドを貼ります.

・湿布やフランドール®テープ，ホクナリン®テープなどは剥がしましょう.

・胸毛が濃い場合は剃毛します.

・濡れている場合は水分をふき取ってからパットを貼布します.

・8歳以下は小児用にセットしパッドを貼ります．大体25kg以下の児は小児として対応します.

▼ 院長から一言

道端で人が倒れていてAEDが必要だとしても，非医療従事者には使用のハードルが高いのが現実です．みなさんは医療従事者ですので，年1回でも各医療機関で避難訓練的に練習をし，いざという時に使えるようにしておきましょう.

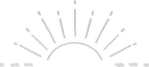
Q88 糖尿病の人に「運動しましょう」と言ってもやってくれない．どうしたらいい？

>医師

A 具体的でシンプルで視覚的に理解できる資料を準備しておき渡す．

医師「運動しましょうね」，患者「はい，わかりました」というやりとりを繰り返していませんか？

相手に情報が伝わり，実践にもつなげるためには，具体的・シンプル・視覚的に理解できる情報，の3つがポイントです．

状況に合わせて渡せる資料を複数準備しておくとよいです．その資料を見ながら，1分でよいので医療従事者も一緒に運動するのもおすすめです．

効果が出るウォーキング

手順　①肘を90度に曲げ，まっすぐ後ろへ
　　　引いて振る
　　　（胸と背中の筋肉を多く使え効果的♪）
　　　②胸を張りお腹をへこませる

上半身の筋肉を使うのがポイントです！

屋内でウォーキングしても
同じ効果です！日焼け・交通事故・天気を
気にせずできますね♪
屋内の場合は，前後に1歩分移動すると
よいです！

こんな場面で.....テレビみながら
電話しながら

目標は1日7000歩
（時間の目安は1週間で合計180分）

フラミンゴ体操

手順　①目を開けたまま腰に手を当てる
　　　②片足を5cm程度上げる
　　　③無理なくバランスをとる
　　　④左右繰り返す

左右1分　1日3回行うと効果的です。

壁で身体を支えても同じ効果があります！

こんな場面で.....　歯磨きしながら
料理しながらドライヤーしながら

毎日フラミンゴ体操して
少しずつタイムを上げていきましょう♪
次回の受診時にタイムを教えてください♪

院長から一言

医師の説明は半分程度しか患者さんに伝わっていないと言われています．よく説明する内容は紙で渡せるよう準備しておくと，患者さんの満足度が上がり，外来時間短縮にもなります．

JCOPY 498-12004

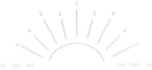

Q89 インフルエンザワクチンで副反応がでた場合はどうしたらいいの？ 保険診療でいいの？ ＞看護師

A 問診票の裏に表示されている対応が必要であれば，該当場所へ連絡調整が必要．基本的には保険診療．

インフルエンザワクチンによる副反応で，重大な健康被害が生じた場合は，問診票の裏面に書いてある連絡先に連絡します．保健所に確認してみたところ，年齢によって，連絡先が違うことがわかりました．

65歳以上は予防接種法による健康被害救済制度があります．窓口は保健所です．

65歳未満は医薬品医療機器総合機構法に基づいて手続を行う必要があります．機構へ連絡し確認したところ，「副反応として入院や重度障害または死亡した場合に適応となる」とのお返事でした．健康被害をうけた本人，家族が手続できます．手続までには1年近くかかり，膨大な書類が必要とのことです．

患者さんからインフルエンザワクチンの副反応について相談があった場合は，基本的には保険診療での対応になると考えられます．患者さんから接種前に色々とインフルエンザワクチンについては質問が多いと思いますので，インフルエンザワクチンについての冊子等をみんなで読んで，同じように対応できるようにしておきましょう．なお，新型コロナウイルスワクチン接種後の発熱等の副反応への対応も保険診療になります．

加えて，小児の定期接種については窓口が市町村のため詳しくは市町村へ問い合わせる必要があります．

院長から一言

「副反応でお困りの際は，まずは当院にご相談ください」と接種した医療機関がまずは対応することを接種時に伝えておくとよいでしょう．

▶文献　インフルエンザ問診表

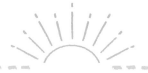

Q90 マスクによる皮膚障害はどんなものがあるの？

>医師

A ざ瘡や紅斑などの皮膚炎がある.

　マスクを4時間つけると，皮脂分泌が約1.5倍増加します．マスクで覆われていない部分も皮脂分泌が増加します．皮脂分泌が増えるということは，ざ瘡（にきび）を持つ方はさらにできやすく，悪化もしやすくなります．今の時代マスクをしなければいけない機会は多いので外す時間を調節することは難しい場合もありますが，人と距離を保てる時には外すなどの工夫が必要かと思います．またざ瘡に対して，処方薬での治療を行い，早めに症状を落ち着かせることも重要です．そのほかのマスクによる皮膚の影響として，TEWL（経皮水分蒸散量：皮膚から水分が出ていってしまう量．少ない方がよい皮膚の状態．皮膚のバリア機能が保たれているかどうかの指標になる値）もマスク装着の4時間後には上昇しています．TEWLの変化はマスクで覆われている部分だけの変化です．TEWLが上昇するということは皮膚のバリア機能が落ちているということですので，紅斑がでたり，落屑がでたり，いわゆるマスク荒れの状態を作りやすくなります．マスクを外せる時間を作ること，適度な保湿で皮膚のバリア機能を改善させることが重要です．

院長から一言

　コロナ禍で増えた疾患の一つですね．きちんとソーシャルディスタンスが保てる時には外して活動することも重要だと思います．

▶文献　Contact Dermatitis. 2020; 1-7 Wei Hua.

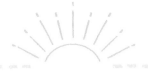

Q91 任意後見制度とは？

> ケアマネ

A 本人が十分な判断能力を有する時に，あらかじめ将来やその方の委任する内容を公証証書による契約で定めること．

　任意後見制度は，現在判断力のある人が，将来認知症などで判断能力が低下したときに，財産管理や身上監護に関する法律行為を本人に代わって行う人（任意後見受任者）をあらかじめ自分で決めておく制度です．

　任意後見制度の利用方法は，下記のとおりです．

① 本人と任意後見受任者（任意後見を依頼された人）が任意後見の内容（どのような支援をするかなど）を話し合います．

② 本人と任意後見受任者が，公証役場で公証証書を作成，正式に契約．

③ 本人の判断能力が十分でなくなったとき，家庭裁判所に任意後見監督人選任の申し立てを行います．

④ 家庭裁判所が任意後見監督人を選任した時点で，任意後見受任者は正式に任意後見人となり，任意後見監督人の監督下で契約内容に従って本人を支援します．

【任意後見監督人選任の申立てのできる人】

　本人，配偶者，四親等内の親族，任意後見受任者（本人に身寄りのない場合は，任意後見受任者が申し立てることが多い）．

※申し立てに必要な書類については，家庭裁判所に確認．

院長から一言

任意後見制度を考慮する際は，より自由度の高い家族信託（かぞくしんたく：自分の老後や介護時に備え，保有する不動産や預貯金などを信頼できる家族に託し，管理・処分を任せる財産管理の方法）も同時に検討するとよいでしょう．

▶ **文献**　広島市. 成年後見制度ハンドブック. 2019.

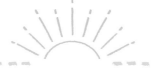

Q92 手話はどの程度，いつ使うのがよい？

> 看護師

A どんな場面でも1つでも使えるとよい.

　聴覚障害者の方が外来受診されたときに，診察の最後に医師が「大丈夫です」「お大事に」を手話で伝えた際に，それまで不安そうだった患者さんが笑顔になって帰られたことがありました．「お大事にしください」「初めまして」「宜しくお願いします」「大丈夫です」など挨拶程度の手話を覚えて対応することも大切なケアだと思います．高齢の聴覚障害者の方や学校へ行けなかった方の場合は，独自の手話表現で生活されていることがあります．読み書きそのものを習得されてない方も少なくありません．その場合は筆談を利用して伝達することも難しい場合があります．その際は，家族やパートナーに普段使う手話表現を確認したり，医師や看護師とお互いが理解できる表現を決めたりしてコミュニケーションを図ることが求められます．当院は個室で診療を受けられるというメリットがあります．個室だからこそ周りを気にせずしっかりコミュニケーションを図ることができるので，どんな障害があっても，医療機関の受診がスムーズに受けられ不安なく生活が送れるよう，これからも支援していきたいと思います．

✉ 院長から一言

　私は訪問診療に行っている聾啞の患者さんのご家族に時々手話を教えてもらいます．1つでも2つでも私から直接手話でコミュニケーションをとると，患者さんはとても喜んでくれます．

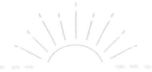

Q93 美肌を作るビタミンCの効果的な摂り入れ方は？

>医師

A ビタミンCは分割して摂ることと，紫外線を浴びる前の塗布が効果的．

　ビタミンCは皮脂分泌を整える，メラニン生成抑制（美白），抗酸化（紫外線から細胞がダメージをうけることを防ぐ）作用，コラーゲン生成作用があることが知られています．その効果を適切に出すための使い方についてお話しします．

　ビタミンCは余分な分は排泄されてしまうので，分けて摂った方がいいと言われています．例えば内服なら1日3回がいいです．外用なら1日2回行うといいでしょう．

　紫外線による細胞ダメージを調べた研究では，照射前の塗布の方が，照射後の塗布より効果的でした．メラニン生成抑制効果を狙ってビタミンCを塗布するなら，朝塗布した方が夜に行うよりも効果があります．朝は忙しくて，夜にスキンケアをしっかりやる方は多いと思いますが，忙しくてもビタミンCは朝にしっかり塗布した方が効果的です．

　皮脂分泌を整えるのでニキビのある方にはビタミンCローションがおすすめです．瘢痕予防や色素沈着予防に早期から使用した方がいいと言われています．

✉ 院長から一言

　当院では「1日3回ビタミンCを内服して1日2回ビタミンCローションを顔に塗ることで，お肌の状態が良くなった！」と喜ぶスタッフが爆増中です．

▶文献　第38回 美容皮膚科学会．

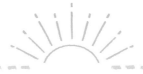
Q94 生活保護受給者でも介護保険を使えるの？

>事務

A 介護認定が下りれば，生活保護受給者は介護保険料の実質負担0円で介護保険の利用ができる．

　介護保険の被保険者となるには，介護保険料を納める義務があります．これは生活保護受給者も例外ではありません．ただし生活保護の介護保険料は，生活扶助もしくは介護扶助で賄われるため，実質的な自己負担額は発生しません．介護扶助とは生活保護を受けている方が自己負担金なしで介護サービスを受けるための公的扶助で，対象となる利用者は3パターンあります．

①第1号被保険者…65歳以上：生活扶助（9割）＋介護扶助（1割）＝自己負担0円

②第2号被保険者…40歳以上65歳未満で特定16疾病により要介護・要支援状態で保険料を払っている場合：生活扶助（9割）＋介護扶助（1割）＝自己負担0円

③みなし2号…40歳以上65歳未満で特定16疾病により要介護・要支援状態で保険料を払っていない場合：介護扶助（10割）＝自己負担0円

　40歳以上65歳未満で医療保険未加入者の生活保護受給者は，第2号被保険者になることはできません．しかし，要介護認定のときは第2号被保険者とみなして認定審査が行われます．そのため「みなし2号」と呼ばれています．

📧 **院長から一言**

自己負担額が0円でも内訳は異なるのですね．

▶**文献**　学研 Cocofump　介護に関する記事.
https://www.cocofump.co.jp/articles/kaigo/159/

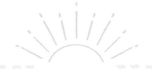

Q95 関節はどのぐらいで固まるの？
>作業療法士

A 全く動かなければ1週間で固まり始め，30日程度で制限がみられる．

　関節がなんらかの原因により固まってしまい，正常な範囲で動かなくなってしまった状態を関節拘縮といいます．

　関節拘縮では徒手的に改善が可能ですが，徒手的に改善が困難な関節制限は強直といいます．

　拘縮の原因は以下のとおりです．

・廃用症候群などの不動によるもの

・筋緊張の異常な亢進（麻痺による痙性など）

・浮腫

・疼痛による長時間の不動によるもの

・靱帯損傷後

・皮膚組織の短縮（火傷の後など）

　関節を全く動かさなければ1週間程度で拘縮が発生し，1カ月すると関節自体に制限がでてきます．一旦，関節が拘縮すると改善が非常に難しくなるため，「予防に勝る治療法はない」と考えましょう．拘縮予防では関節可動域訓練を実施しますが，毎日1日2回30分実施しないと拘縮を予防することはできません．週3回〜週5回関節運動を実施すると進行をかなり遅らせることができます．入院中は週3回，1日5回程度の関節運動することが望ましく，移乗やオムツ交換の際も関節運動にはなっています．

院長から一言

　拘縮予防のため，訪問リハビリや通所リハビリなどで関節可動域訓練を行いますが，プラスアルファでご家族による関節運動も大切です．

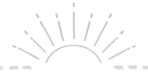
Q96 HSCって何？

>医師

A ひといちばい敏感な子どものこと.

HSCとは，Highly Sensitive Child（ハイリー・センシティブ・チャイルド）の略で，「ひといちばい敏感な子ども」という概念です．HSCは，生まれつき非常に敏感な感覚や感受性をもっているため，刺激を受けやすく，些細なことが気になってしまいます．また，ひといちばい敏感な大人は，Highly Sensitive Person（ハイリー・センシティブ・パーソン），略してHSPと呼ばれます．

HSCは5人に1人の割合でいます．生まれつき，よく気がつき，深く考えてから行動します．体の内外のことに敏感です．よく気づく得意分野は，人それぞれです（雰囲気や表情，におい，ユーモア，動物とのコミュニケーションなど）．悲しみや喜びを，他の子よりも強く感じています．感受性が強く，豊かな想像力があります．

HSCの子は自己肯定感（自分は生きている価値がある，という気持ち）が低くなりがちなので，下げないための対応が必要です．強い語調で叱らない，失敗してもできている部分を必ず伝える，良いところを見つけてほめる，抱きしめる，その子のペースを尊重する，などが大切です.

院長から一言

感覚の敏感さ，こだわりが強い，などASD（発達障害のひとつ）と似ている点もありますが，ASDは他人の気持ちを読むのが苦手なのに対し，HSCは他人の気持ちを察することにひといちばい長けている，という点が大きく異なります.

▶**文献** 明橋大二. HSCの子育てハッピーアドバイス. 1万年堂出版; 2018.

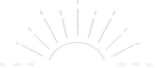
Q97 訪問介護利用，通院介助についての支払いはどうなるの？

>ケアマネ

A 通院介助，病院内での訪問介護利用は，基本自費となる.

　介護保険で訪問介護利用の外出は，基本的に「自宅⇔自宅」です.

　通院介助を公共機関で行った場合，例えば車椅子を押して駅まで歩いて10分→乗り物で10分→降りて病院まで5分→待合で30分→診察室10分→会計・薬待ち10分，帰りも同じルートと考えると通院にかかった合計時間は，100分になります. ですが，介護保険で算定できるのは自宅から駅，駅から病院の15分の往復（身体1）のみです. タクシーを利用した場合，タクシーの乗降介助の算定でタクシーの移動時間は基本的に算定できません（※自立度にもよります）.

　通院での病院内の介助は，「介護保険」ではなく「医療保険」の範疇であり，医療機関側が行うべきという考えになります. ですが，実際は難しく，自費サービスで訪問介護を利用される方が大半です. 自費の金額は事業所によって異なりますが，30分1,000〜2,000円です. ヘルパーのほとんどは登録社員なので自費サービスの部分もヘルパーの収入になります.

　病院内の介助は誰が担当するのか，また医療・介護どちらの保険が適用されるのか等については，ケアマネジャーが事前に病院と相談・調整をしておくことが一般的になっています.

✉ 院長から一言

　ヘルパーの通院介助や病院内の介助には患者さんの自己負担が発生していることを，私達医療従事者はもっと認識しておく必要があります.

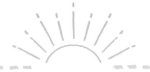
Q98 コロナワクチン後のアナフィラキシーの治療の第一選択はなに？

>医師

A アドレナリンの筋注.

　コロナワクチンを接種した30分以内に，以下のうち2つ以上の症状が発現した場合は，アナフィラキシーと診断し，アドレナリン（ボスミン®）の注射を行います.

・皮膚・粘膜症状（じんま疹，皮膚の発赤・紅潮，口唇・舌の腫脹，目のかゆみ・眼瞼腫脹，くしゃみ・鼻汁）

・気道・呼吸器症状（喉頭閉塞感，呼吸困難，喘鳴，強い咳嗽，低酸素血症状）

・強い消化器症状（強い腹痛，嘔吐，下痢）

・循環器症状（血圧低下，意識障害）

　アナフィラキシーと診断したら，可能な限り素早く大腿部中央の前外側などにアドレナリン（ボスミン®）（0.01 mg/kg）あるいはエピペン®注射液 0.3 mgの筋肉注射を実施します．アドレナリンはどの商品も1 mg/mLの濃度なので，大人は最大0.5 mL，子どもは最大0.3 mLと覚えておきましょう．誤って血管内投与はしないように気を付けましょう.

　実はアナフィラキシーに対しボスミン®筋注を実際に行ったことがある医師は多くありません．アドレナリンではなく，抗ヒスタミン薬やステロイドを投与されることが多いようです．しかし，アドレナリンには絶対的禁忌ではなく，1秒でも早くアドレナリンを筋注することが命を救う上で最善の方法ですので，疑ったらためらわずに打ちましょう.

院長から一言

　目の前の患者さんがアナフィラキシーになったら，医師に限らず医療従事者はみんな焦ります．普段から避難訓練的にアナフィラキシー対応をチームで行っておきましょう．当院では6年間で5人にボスミン®を打ちました.

JCOPY 498-12004

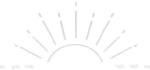
Q99 スムーズな報告を行うためのツールとは？

> 看護師

A SBAR の活用が有効である．

　医療の現場では，報告・連絡・相談を確実に行い，エラーを防ぐことが重要です．医療者間のやりとりを円滑にし，チームの力を向上させるため，近年注目されているコミュニケーションツール「SBAR（エスバー）」を紹介します．もとは米国海軍の潜水艦乗務員の間で使われていたもので，臨床現場における報告の方法が，Situation（状況, 状態）→ Background（背景, 経過）→ Assessment（評価）→ Recommendation（依頼，要請）の順で示されています．以下に，病棟看護師がSBARを用いて医師に電話で報告する例を示します．

　例）

　S：入院中の○○さんのSpO$_2$が88％に下がっているので報告します．

　B：肺炎のため昨日入院した患者です．朝はSpO$_2$ 95％に保たれていましたが，14時にチェックしたら88％に下がっていました．

　A：左の呼吸音が聞こえにくいため，痰がつまっている可能性があります．

　R：すぐに患者さんを診にきていただきたいです．痰の吸引は別の看護師が行っています．酸素投与など先生が到着するまでの指示をお願いします．

✉ 院長から一言

当院ではSBARに準じた報告・連絡・相談を，緊急時は直接or電話で，緊急でない場合はSlackを用いて実践しています．

▶ 文献　医学界新聞．SBARから始める職場の安全風土づくり．
https://www.igaku-shoin.co.jp/paper/archive/y2014/PA03089_01

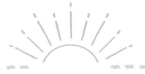

Q100 5S活動とはどういうことをいうの？
>看護師

A 5S活動とは，整理・整頓・清掃・清潔・しつけである．

5Sとは，整理 (Seiri)，整頓 (Seiton)，清掃 (Seisou)，清潔 (Seiketsu)，躾 (Shitsuke) をローマ字読みした際の頭文字の「S」を取ったものです．躾は，「習慣化 (Shukanka)」と表すこともあります．

● 整理：必要なものと不要なものを分け，不要なものは捨てる．
● 整頓：必要な物がすぐに取り出せるように置き場所，置き方を決め，表示を確実に行う．
● 清掃：掃除をしてゴミや汚れのない綺麗な状態にすると同時に細部まで点検する．
● 清潔：汚れのない綺麗な状態を維持する．（整理・整頓・清掃の3Sの管理）
● 躾：決めたことを決めたとおりに実行できるよう習慣付ける．

5S活動で，ヒューマンエラーの削減，ものを探すムダの削減，不必要なものを購入するムダの削減，スペースの有効活用，ルールや決めごとを確実に実行する風土の形成を目指しましょう．

✉ 院長から一言

5S活動は「職場をきれいにする」こと自体が目的であると考えてしまいがちですが，5S活動は手段であり本来の目的は，職場の環境整備を行うことで下線部分のような効果を得ることです．

JCOPY 498-12004

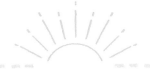

Q101 マスク着用中のコニュニケーションで 大切な事はなに？

>看護師

A アイコンタクト，大きな声やジェスチャー，感謝と謝罪の 言葉．

コロナ禍でマスク着用が必須になっている今だからこそ，マスク着用中でもよりよいコミュニケーションを取る必要があります．

アイコンタクトを取り，口周りだけでなく目も笑う事が必要です．難しさもありますが，意識的に目をあわせて伝える事で誰へ話し掛けているのかはっきりします．

また，マスクで声がこもりやすいため，滑舌良く，声はワントーン高めに話すとよいそうです．表情がすべて見えていないからこそ，声色で相手に感情が伝わりやすくなります．お互いに気持ちよくコミュニケーションが取れる様に意識する事が大切です．話す時は言葉だけでは読み取れる情報が少ないので，相手へ伝わる手段としてジェスチャーも活用しましょう．

そして，「感謝と謝罪」はしっかりと言葉にする事が一番大切です．マスク着用時も着用していない時でも，相手への敬意を忘れずに伝える事がコミュニケーションを取る上で重要なポイントとなります．

✉ 院長から一言

電話では声でしか表現できません．相手にみえていなくても，実際に笑顔で話したり，滑舌良く大きな声で話すことが大切です．

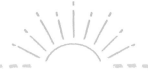
Q102 訪問看護を利用するには 何が必要なの？

>ケアマネ

A 医師の訪問看護指示書が必要.

　訪問看護とは，医師の指示を受け，看護師がお宅に訪問して，その方の病気や障がいに応じた看護を行うことです．医師が訪問看護の必要性を承認する必要があるため，医師の訪問看護指示書が必須です．訪問看護は，状況に応じて，介護保険と医療保険が適用されます．介護保険と医療保険は，同時に利用することはできません．基本的に要介護や要支援の認定を受けている場合は，介護保険が優先されます．

＜訪問看護における介護保険の主な利用条件＞

・医師から「訪問看護指示書」の交付があること
・要介護や要支援の認定を受けた65歳以上の人
・要介護や要支援の認定を受けた40歳以上65歳未満で16特定疾病（末期がん，関節リウマチなど）の人

＜訪問看護における医療保険の主な利用条件＞

・医師から「訪問看護指示書」の交付があること
・40歳以上で要介護・要支援の認定を受けていない人
・40歳未満の人

院長から一言

「要介護・要支援認定を受けていたら，医療保険ではなく介護保険で訪問看護を行う」と覚えておくとよいでしょう（例外もあります）．

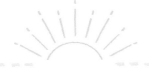

Q103 日焼け止めの正しい使い方は？

>医師

A 適切な強さの日焼け止めを選び，適正量を守り，2,3時間おきに塗り直しをすること．

　太陽光線に含まれる紫外線はA波とB波とC波があります．C波は地表にはほとんど届かないので，人間の肌への影響で問題となるのはA波とB波です．浴びると色素沈着を起こし，長期的にはしわやたるみの形成を促進させるのがA波，浴びた直後から発赤を生じ，長期的にはしみの原因となるのがB波です．日焼け止めの「PA」という値がA波をどれくらい防げるかという指標であり，＋表示で＋が多いほどA波をしっかり防げます．「SPF」はB波を防ぐ指標で，最大50＋までです．日常生活ではPAは＋＋，SPFは20〜30の強さでいいと言われていますが，それはパール粒2個分を顔にしっかり塗って得られる値であることに注意が必要です．一般人の日焼けどめの実塗布量は半分以下と報告されていますので，使っている日焼け止めの数値の半分程度になっている可能性が高いです．規定量をしっかり塗布することと，汗などで落ちるので，2，3時間ごとの塗り直しを行うことが日焼け止めを正しく使うポイントです．

院長から一言

　数値を正しく理解して自分に必要な日焼け止めを選ぶとともに，適正量を塗ったり，塗り直しをするなどの使い方も正しく行うことがきちんとした日焼け止めの効果を出すポイントですね．日焼け止めをいいかげんに使っていた学生時代の自分に教えてあげたいです．

▶文献　Beauty #29 vol.4 No.4, 2021; 90-5.

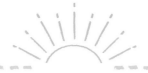
Q104 モノに付着した新型コロナウイルス 対策はどうしたらいいの？

>看護師

A 熱水，塩素系漂白剤，洗剤，次亜塩素酸水，アルコールを状況に応じて使用し，「上から下へ　奥から手前へ　綺麗な所から汚れた所へ」を意識して拭き取る．

モノに付着した新型コロナウイルスは以下①〜⑥の方法で無毒化できます．

①80度以上の熱水に10分間さらす，②塩素系漂白剤（次亜塩素酸ナトリウム）を0.05％の濃度に薄めて拭く，③洗剤（界面活性剤）を薄めて拭く，④次亜塩素酸水で拭く，⑤濃度70％以上95％以下のアルコール（エタノール）で拭く，⑥次亜塩素酸水を製品の用法用量で希釈し拭く．

※次亜塩素酸水と次亜塩素酸ナトリウムは異なる物質であり，混同しないよう注意が必要．

掃除の3原則は「①上から下へ，②奥から手前へ，③綺麗な所から汚れた所へ」といわれており，ポイントは常に一方通行で拭き掃除をすることです．拭き方としては，往復ワイパー式は汚れを広げるだけなので，奥から手前へS字拭きが大事になります．テーブルは側面も汚染されているため，側面もしっかり拭きましょう．手すりやベッド柵など筒状なものも，後戻りせず一方通行で拭きます．食事・日常の動作の延長でこまめに繰り返して習慣化していく事が大切です．

✉ **院長から一言**

「加湿器等に次亜塩素酸水を入れて噴霧すると空気除菌できる」とうたう商品がありますが，WHOは推奨していませんし，金属等の機器の腐食にもつながるので，おすすめしません．

▶**文献** 厚生労働省．新型コロナウイルスの消毒・除菌方法について（厚生労働省・経済産業省・消費者庁特設ページ）．
徹底解剖！ひろしまラボ「これならできる！家庭でできる感染対策」．

JCOPY 498-12004

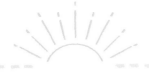

Q105 外来で効果的に子どものアトピー性皮膚炎の教育を行うにはどうすればいい?

>医師

A 正しい医学情報が書かれた患者さん向けの本を共有する.

　限られた外来の時間で, アトピー性皮膚炎の正しい知識を全部伝えるのは難しいことも多いです. そこで当院では, 正しい医学知識が書かれた患者さん向けの本を貸し出すことがあります. わかりやすいものとして『マンガでわかる　子どものアトピー性皮膚炎のケア』という本があります. アレルギー専門医がお父さん, お母さん向けに最新の研究結果を踏まえて, 正しい情報を漫画を織り交ぜてわかりやすく書いてある本です. この中から保湿について書いてある内容を紹介します. 生後すぐから保湿をするとアトピー性皮膚炎の発症を抑えられたという報告があります. 他の報告では特に発症を抑えれなかったという結果も出ているので, まだ議論の段階ではありますが, アトピー素因 (父母, 兄弟などにアトピー性皮膚炎, 喘息, 花粉症がある) がある乳児にはやはり保湿をしっかりすることがおすすめです. ただ, 保湿をしていても湿疹が治らないという患者さんは乾燥ではなく炎症があって, それは保湿だけでは治らないのできちんとステロイドの力を借りることが大事です. 「保湿をしていても痒がります」「保湿をしていても湿疹が治りません」という相談を受けたら, 皮膚科受診を打診してみたり, この本をおすすめしてみたりしてください.

院長から一言

アトピー性皮膚炎は患者教育がとても重要と言われていますが, 正しい知識をわかりやすく伝えるツールがあると, 診療にとても役立ちます. 当院では必要な方には貸出をしています.

▶ 文献　堀向健太, 他. マンガでわかる! 子どものアトピー性皮膚炎のケア. 内外出版社; 2020.

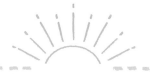
Q106 ケアメンの会って何？

> ケアマネ

A 親や妻を介護する男性を支援するネットワーク.

　自分の親や配偶者の介護を担う介護者の3分の1を男性が占め，その数は130万人に上るといわれています．こうした男性が仕事と介護，家事などを両立できるよう，介護（ケア）をするメンズを"ケアメン"と呼び，支援する取り組みが全国で始まっています．「男性介護者と支援者の全国ネットワーク」は，介護する側もされる側も，誰もが安心して暮らせる社会をめざし，ケアメンを支援するための交流会や情報交換を行っています．東京都八王子市「ケアメンの会」，高知県須崎市「ケアメンいごっそう」など全国にさまざまな団体があります．男性は一般的に横の繋がりが少なく，男性介護者が孤独化しやすいため，このような交流・情報交換の場はとても大切です．広島市も，各区の福祉センター・地域ささえあい課が窓口となり男性介護者の集いを月1回開催しています．特に広島市安佐南区・東区は，世話人さんが自分の体験をもとに熱心に開催されており，各区をまたいで利用可能です（初回のみ，地域ささえあい課への申込が必要です）．要介護者本人を家に置いて参加をすることが難しい方には，広島市から委託を受けている「在宅生活継続支援事業」があり，所属の支援相談員が自宅へ訪問し必要な介護をしてくれます（要予約・無料）．

院長から一言

在宅患者さんの男性介護者から「男性の介護者の会ってないですかね？」と相談を受け，ケアマネに調べてもらい，私も初めて知りました．みなさんも担当エリアのケアメンの会について調べてみてください．

▶**文献**　広島市社会福祉協議会．男性介護者と支援者の全国ネットワーク．

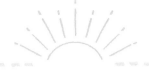

Q107 アルコール消毒で手が荒れる人は どうしたらいいの？

>看護師

A アルコール消毒の前に使用できる保護と保湿効果のあるローションがある.

新型コロナウイルスが流行し，日常生活では感染予防対策が欠かせないものとなっています．その中でもアルコール消毒は毎日行うものとなっています．それに伴い，手指消毒による手荒れに悩んで皮膚科を受診する患者さんも増えました．そんなときに効果的なものは保湿と保護が同時にできるハンドローションです．医療現場における手指衛生のためのCDCガイドラインでは刺激性接触皮膚炎の発生を抑えるために，ハンドローションやクリームの使用が推奨されています．この特徴は①保湿と保護ができる，②肌荒れ防止成分が入っている，③手指消毒剤の作用や各種手袋の性能に影響を与えない，④無香料・無着色であることがあげられます．当院のスタッフでも使用している人は多く，さらっとした着け心地なのでアルコール消毒の邪魔になりません．ただし湿疹病変ができている場合は，ステロイド外用薬などで治療を行いながら保湿と保護も行っていくことが重要です．

院長から一言

今まで手が荒れたことがない私も頻回のアルコール消毒で荒れるようになってしまいましたが，このローションを塗ると荒れなくなり，その効果に驚いています．

▶文献　サラヤ．プライムバリアローション．
https://med.saraya.com/products/handcare/52108.html

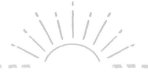
Q108 あせもって何？治療は？
>医師

A 汗腺の詰まりによる炎症性皮膚炎であり，スキンケアとステロイドのクリームが有効.

　あせもは汗が出る腺の部分が詰まって炎症を起こすものといわれています．詰まる皮膚の場所によって，水晶性汗疹，紅色汗疹，深在性汗疹に分かれます．角層という皮膚の最表面で詰まった場合は透明な汗が溜まって見える水晶性汗疹となり，洗浄などのスキンケアのみで改善していくことが多いです．表皮内で詰まると1〜2mmの紅色丘疹となり，紅色汗疹と呼び，よくみるあせもはこのタイプといえます．紅色汗疹が子どもによく生じることがありますが，これは体にある汗腺の数は大人と変わらないのに体表面積が少ないからといわれています．

　洗い流して詰まりを取るスキンケアも重要ですので，その指導をしつつ，処方をする場合は汗の腺を塞がない軟膏タイプ以外のクリーム基材のステロイド外用薬を処方します．真皮の乳頭層や上層で閉塞すると深在性汗疹といい，蒼白色の丘疹が多発します．こちらのタイプは熱帯地方や高温下で長時間作業時などに生じますが，日本ではあまり見られません．

院長から一言

　夏にでる湿疹は全部あせもという訳ではありません．でも汗を流すことは大事ですね．

▶**文献** 清水 宏. あたらしい皮膚科学 第3版. 中山書店; 2018.

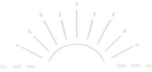
Q109 コロナフレイルとは？

> ケアマネ

A コロナ禍における活動制限で，運動する機会や人とのかかわりが減ることにより，心や体が衰えた状態．

　新型コロナウイルス感染症拡大防止対策により，多くの人にとって外出の機会が減少しました．感染症が流行している間は，人が集まる場所は避ける必要がありますが，高齢者は，体操教室，認知症サロン，茶話会など「つどいの場」に参加できない期間が長く続き，動かない時間が増えた結果，フレイルが進行しています．フレイル（虚弱）は，健康と要介護状態の「中間的段階」のことです．コロナ禍で体を動かさない，食事が偏る，会話が減るなどの生活が続いて，身体や認知機能に影響が出てきている高齢者が急増しているとされ，「コロナフレイル」としても注目されています．フレイルの増加に合わせて認知症も増えており，物忘れが気になるようになった人は，コロナ前の2倍以上と報告されています．国も動いていますが，中々進んでいないのが現状です．そんな中，兵庫県西脇市では，行政が中心となり，独自の健康教室を開催したり，こども食堂に参加する子どもと高齢者の文通のマッチングを行ったりしています．これらの取り組みにより，高齢者に楽しみができ，手紙を書くことで認知症予防にもよい効果があるようです．

院長から一言

　当院でも認知症カフェなどの取り組みをしていますが，中止と再開のタイミングが難しいです．地域のワクチン接種が進み，十分な感染対策をしている状態で再開しましたが，変異株を含めた流行状況により適宜判断しています．

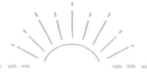
Q110 子宮頸がんワクチンのシルガード®9 は無料で打てるの？

>看護師

 全額自己負担.
※令和5年度から定期接種の予定

　日本国内で使用できるHPVワクチン（俗に言う子宮頸がんワクチン）は，サーバリックス®（2価HPVワクチン），ガーダシル®（4価HPVワクチン），シルガード®9（9価HPVワクチン）の3種類があります．このうち，サーバリックス®とガーダシル®は定期接種として公費（無料）で受けられます．シルガード®9は，現時点では定期接種の対象ではないため全額自己負担ですが，本書執筆時は「令和5年4月から定期接種を開始できるよう準備中」と厚労省が発表しています．

　シルガード®9の接種間隔は，初回接種ののち2カ月後に2回目，6カ月後に3回目を接種します．接種間隔は多少前後しても問題ありませんが，1年以内の接種完了が望ましいとされています．

　サーバリックス®やガーダシル®に比べ，シルガード®9の接種は煩雑です．副反応等の問題がないかを確認するため，全例登録・報告することが義務付けられているからです．接種当日にはアプリやメールでのやりとりが必要です．シルガード®9の接種を希望される方には，スマホをお持ちかどうかの確認や，時間がかかる（接種前の登録や接種後の観察含め，1－2時間かかる）ことを説明しておきましょう．冷所保存のため返品不可です．入荷までに時間がかかるため，予約は入荷時期をみて1週間後に取るようにしましょう．

　接種する際は，定期接種のサーバリックス®やガーダシル®と間違えないよう気をつけましょう．

◥◣ 院長から一言

　シルガード®9が定期接種の対象になれば，今のような煩雑な手続は簡略化されるかもしれません．効果面でもシルガード®9が定期接種化されるのは喜ばしいことです．

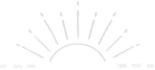

Q111 院内で停電が起きたらどうする？
>看護師

A マニュアルを読んで，バッテリーやクーラーボックスを使用する．

　院内の防災担当係です．院内の電気関係について業者へ改めて確認をし，バッテリーを購入しました．

　バッテリーは容量が大きい冷蔵庫などには使用できないことがわかりました．吸引や携帯の充電は可能です．吸引については，専用のバッテリーが病棟にあります．

　今回購入したバッテリーは4階会議室へ保管します．3～6カ月ごとに充電が必要です．必要時に使用できるよう総務事務の業務として充電や点検を行います．

　使用方法は簡単です．説明用紙をバッテリーと一緒に設置していますので参考にしてください．

　また停電時に，予防接種用のワクチンなど冷所での保管が必要な物品管理のため，長期に保冷できるクーラーボックスを購入しました．専用の保冷剤も準備しています．それぞれの物品を実際の災害時に使用できるようにマニュアル化し，各階へ配置します．

　何が起きても慌てず対応できるように，あらかじめマニュアルを読んでおいてください．また，年2回の防災訓練を実施しますので，ご協力をお願いします．

院長から一言

　普段の「1分間勉強会」のやりとりをそのまま載せてみました．今回のようなローカルルール，伝達事項の共有も1分間勉強会で行っています．

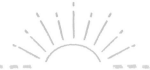

Q112 保湿剤にはどんな種類があるの？
>医師

A エモリエントとモイスチャライザーの2種類がある.

　保湿剤の分類としては2種類, エモリエントとモイスチャライザーがあります. エモリエントはワセリンやプロペト®などの油脂で皮膚表面をラップするようにして保湿するものです. モイスチャライザーはそれ自体が水分を保持したりして保湿できるもの (ヒルドイド®) です.

　エモリエントはそれ自体で保湿するというより, 皮膚に水分があることで, それを蒸発しないようにラップするようにして保湿効果を発揮します. よって, お風呂上りなどの皮膚が水分を含んでいるときに塗ることで保湿剤としての効果を発揮します. 不純物が少なく刺激も少ないので, 何を塗っても刺激があるような敏感肌の方などには向いています.

　モイスチャライザーは水分を皮膚に保持してくれる作用があります. 皮膚の保湿効果をみる指標として, 角質水分量 (多い方がよい) と経皮水分蒸散量 (少ない方がよい) を見ますが, ヒルドイド®は角質水分量を多くしてくれ, 経皮水分蒸散量を減らしてくれます. 尿素も一時期保湿として使われていましたが, 尿素は角質を柔らかくする作用があるので, 経皮水分蒸散量が増えてしまうという報告もあります. 処方薬のモイスチャライザーとしてはやはりヒルドイド®が多いですが, 市販のものだとセラミドなどきちんと保湿してくれる成分が含まれる製品もあるので, 市販薬も上手に使いましょう.

✉ 院長から一言

　ヒルドイド®は濡れ布巾, ワセリンはラップと考えるとイメージしやすいかもしれません. 乾燥した肌を濡れ布巾で巻くとしっとりするけれど, ラップで巻いただけでは乾燥したままですよね. ワセリンを使うなら風呂上がりになるべく早く塗って肌の水分をとじこめるようにしましょう.

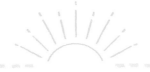

Q113 認知症予防の運動って どうしたらいいの？

>作業療法士

A 多面的運動プログラムがオススメ.

　国立長寿医療研究センターによる認知症予防マニュアルでは, 記憶力の向上を目指したプログラムとして, 多面的運動プログラムが紹介されています. このプログラムは, ①準備運動・ホームプログラム運動, ②有酸素運動, ③健康行動講座, ④脳賦活運動の4つのプログラムを柱として構成されています. 準備運動・ホームプログラム運動は, 地域で活動できる健康な体づくりを促すために, ストレッチと筋力トレーニングを中心とした運動を, 家庭で無理なく実施できるよう配慮して作成されています. 有酸素運動は, 歩行を中心として, 各人の状況に応じて運動負荷できるような方法を取り入れてプログラム化されています, 健康行動講座は, これらの運動を家庭で実施するきっかけづくりができるよう設計されています. 脳賦活運動は, ただ単に運動するのではなく, 二重課題や学習課題を取り入れることで, 注意・実行機能や記憶を高められるよう配慮して構成されています. これらのプログラムを実施することで軽度認知障害を持つ高齢者の注意・実行機能や言語・記憶機能の向上が認められています.

✉ 院長から一言

　当院で行っている認知症カフェでこれらの運動を作業療法士が実演しており, とても好評です.

▶文献　国立長寿医療研究センター. 認知症予防マニュアル.
　　　https://www.mhlw.go.jp/topics/2009/05/dl/tp0501-sankou7-1.pdf

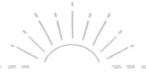
Q114　往診料と訪問診療料の違いってなに？

＞事務

A 　**往診料は患者の求めに応じて赴いた場合，訪問診療料は定期的・計画的な訪問の場合に算定するものである.**

　往診とは，患者の求めに応じて患家および施設を訪問して診療を行うもので，往診料を算定します. 一方訪問診療とは，定期的・計画的に患家および施設を訪問して診療を行うもので，訪問診療料を算定します. また，訪問回数・算定回数の制限においても大きな違いがあります. 往診は訪問回数の制限がなく，1日に2回以上の往診を行った場合は1日2回以上の往診料が算定可能です. それに対し訪問診療は訪問回数の制限があり，原則として週3回（厚生労働大臣が定める疾病等，急性増悪などは除く）まで，訪問診療料は1日に1回のみ算定可能です. また, 訪問診療と往診を同一日に行った場合いずれか一方しか算定ができません. ただし例外として，訪問診療後に病状の急変等で往診を行った場合は訪問診療料と往診料どちらも算定が可能となります. 同一日に訪問診療料と往診料を算定する際には, レセプト摘要欄へ訪問診療後に往診が必要となった理由を記載する必要があります.

▶︎ 院長から一言

　医療事務が算定する際に困らないよう，医師は往診なのか定期訪問なのか，訪問時間は何時から何時までかにつきカルテに記載しておく必要があります.

▶文献　医療事務サイト. 医療事務資格 取る前取ったあと〜医療事務講座.
　　　 https://iryoujimu1.com/iryoujimukouza3-3.shtml

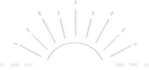
Q115 インフルエンザの予防接種は皮下注と筋注，どちらがいいの？

> 医師

A 筋注がオススメ．

　インフルエンザワクチンの接種方法は，日本では皮下注射ですが，局所の副反応が少なく抗体値上昇も良好なので，海外では筋肉注射が推奨されています．でも，日本人対象にどっちがいいか調べている研究ないなーと思っていたら，日本の病院の職員や看護学生を対象に行われたコホート研究を見つけました．季節性インフルエンザワクチンの注射は，皮下注に比べて筋注の方が，インフルエンザの発症者が少なく，注射時の痛みも少なく，接種後の疼痛腫脹も少なかった，という結果でした．

　添付文書上は皮下注になっているので患者さんには皮下注にした方がよいと思いますが，当院では職員は筋注でも皮下注でも好きな方を選んでよいことにしています．ほぼすべての職員が筋注を選択し，「いつもより痛くない！」と好評でした．先の研究結果同様，「毎回接種後は数日腫れるのに，今回はほとんど腫れませんでした！」という喜びの声も聞かれました．

　コロナワクチンのお陰で，筋注に対し打つ方も打たれる方も抵抗がなくなっていると思います．添付文書も早く筋注でもOKにしてもらいたいものです．

✉ 院長から一言

　添付文書のルールから外れないよう，どうみても筋注なのに「深めの皮下注です」と言い張って注射をする医師も結構いるようです（笑）．

▶文献　馬嶋健一郎，他．環境感染誌．2021; 36: 44-52.

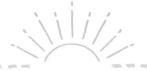
Q116 介護保険料の滞納に罰則はあるの？
>ケアマネ

A 介護保険料の給付が制限される.

　介護保険料は，満40歳になる誕生日月からすべての方が支払う義務があります．65歳を過ぎると年金額が18万円以上の方は年金から天引きですが，それ以下の方は，納付書での支払となり，支払を忘れる可能性もあります．厚労省によると，滞納により差し押さえ処分を受けた人が全国で1万人を超えたという調査報告が出ており問題となっています．以下のように滞納期間によって対応が異なります.

【1年〜1年6カ月滞納】

　介護保険サービス費用の支払い方法が変更となります．利用した介護サービスの自己負担分（1〜3割）を支払えば良かったのが，いったん全額支払わなくてはなりません．まずは滞納分を支払い返還申請後に差額が返還されます.

【1年6カ月〜2年の滞納】

　介護保険給付が一時差し止められるため，介護サービス費用を全額支払うことになります．差し止められた介護保険給付額は，介護保険料として滞納している分に充てられることもあります.

【2年以上の滞納】

　介護保険サービス費用の自己負担金が，1割から3割に上がります．時効により保険料が納められなくなるので，注意が必要です．また，高額介護サービス費も払い戻しされなくなります．最悪の場合は，この時点で財産が差し押さえられることもあります.

院長から一言

介護保険料が大幅に引き上げられたことが，滞納者が増加している大きな要因の一つと言われています.

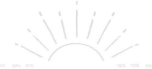

Q117 在宅療養中のがん末期の患者さんは，死ぬことを受け入れているように感じるんだけど，なんで？ ＞医師

A 在宅患者は，否認→怒り→取引→抑うつ→受容の経過をたどってきた方が多いから．

　死を告知された患者さんは，キュブラー・ロスの言う，否認→怒り→取引→抑うつ→受容という経過をたどるといわれています．

否認：自分の命が長くないことに衝撃を受け，その事実を感情的に否認したり，その事実から逃避しようとしている段階．

怒り：死ぬという事実は認識したが，一方で，「ではなぜ，自分がこのような境遇になってしまうのか」といった思いが強く，周囲に反発したり，怒りがこみあげてきたりする．

取り引き：死をもう少し先延ばしできないか，あるいは，奇跡が起こって死を回避できないかと考えて，神仏にすがったり，善行を行ったりする．

抑うつ：死を避けられないことがわかり，あきらめや悲観，むなしさ，憂うつ，絶望といった気持ちが支配して，落ち込む．

受容：死を，誰にでも訪れる自然なものとして受け入れるようになり，心静かに暮らす．

　がんの末期として在宅療養を病院から紹介される場合は，諸々の経過を経て「受容」の段階になっている方の割合が多いです．一方で，がんの告知段階あたりから関わっている外来患者や家族は，否認，怒りのフェーズにいることが多いです．相手の怒りに怒りで返してもよいことはありません．5つの段階があるということを理解し，受容までの道のりを医療者として伴走するのが私たちの仕事と言えるでしょう．

✉ 院長から一言

　受容の段階にいると思っていても，前の4つの段階に戻ることはしばしば経験します．

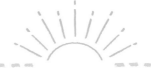
Q118 ニキビに悩んでいる人は どのくらいいるの？

>看護師

A ニキビ経験者 1 万人を対象にすると，9 割がニキビに悩んでいる．

　ニキビ経験者約 1 万人を対象とした調査では，ニキビに悩んでいる人は約 9 割を占めました．10 年以上悩んでいる人は 5 人に 1 人の割合です．アンケートの結果，ニキビが原因で外出頻度が減る，集中度合が減るといった意見もありました．全国平均でニキビ治療目的での病院受診率は 7.6％となっています．ニキビは日頃から悩んでる一方で，病院受診には至らず市販のもので治せばいいと思っている人が多いことが伺えます．ニキビで皮膚科を受診することはハードルが高いように思えます．当院でも学生のニキビ相談だと，母親が気にして一緒に来院されることが多いです．皮膚科でのニキビの治療は飲み薬や塗り薬などがあり，その時の皮膚の状況によって正しい治療ができます．また，ニキビは 1 回の受診で治らないので長期的な関わりが必要となります．ニキビで受診された患者には，来院された事を労い，一緒に頑張って治していこうという姿勢で関わるのが私たちの役割だと思います．

✉ 院長から一言

当院では医師からの説明のあと，別室で看護師が外用指導や洗顔指導を行っています．中学・高校生の患者さんにも本人に直接洗顔指導するのですが，親を介しての説明より伝わりやすいようで喜んでくれています．

▶**文献** マルホ．ニキビに関する意識と実態　47 都道府県調査．
https://www.maruho.co.jp/information/2018032202.html

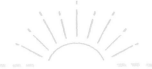

Q119 パソコンのウイルス感染は どうやって防げるの？

>医師

A 怪しいメールの添付ファイルを開いたり，メール上の URL にはアクセスしない．

　インターネットを介してのウイルス感染はメールの添付ファイルやアプリ・ソフトのダウンロード，メール上のURLへの接続によって起こります．ウイルス感染によってパソコンがロックされたり暗号化されて動かなくなってしまったり，LANでつながっているすべてパソコンに感染が広がり，クリニック全体でパソコンが使えなくなることが懸念されます．簡単な防衛策は，怪しいメールの添付ファイルは開かないようにしたり，メール上のURLには接続しないようにすることです．もしウイルス感染が起こった時には速やかに，LANケーブルを抜くことで，他のパソコンへの感染を防ぐことができます．見知らぬメールを不用意に開いたり，怪しいサイトでのソフトのダウンロードは極力止めましょう．コンピュータウイルス対策ソフトさえ入れていれば大丈夫，というわけではないので，怪しいものには触らないのが一番です．

📩 院長から一言

　先日私のスマホに，契約している携帯電話会社名義で「[重要なお知らせ] 未払い料金お支払いのお願い」というメールが届きました．かなり巧妙に作られており，信じかけましたが，たまたま同じタイミングで家族にも同じメールが届いたので詐欺だと気付きました．「自分だけは大丈夫」と思わないことがやはり大切ですね．

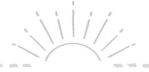

Q120 血液培養検査でヨード剤の消毒は必要？
>看護師

A アルコール消毒だけでも OK.

　血液培養検査とは，採取した血液から細菌を培養して，血液中の細菌の有無を確認するとともに細菌の種類を特定し，効果的な治療を行うための検査です．この検査は清潔操作も伴い，かつ手技の工程も多くなるため，看護師としては集中力と緊張感を要する看護技術でもあります．検査の手技で，コンタミネーション（検体採取の際に周囲に存在する常在菌などの雑菌を混入してしまうこと）を防ぐためには，徹底した消毒が必要といわれています．そのため，以前ではヨード剤等を消毒として使用していました．しかし最近の研究では，血液培養の消毒はアルコール 2 回消毒のみでも，ヨード剤等を複数回使用した消毒でもコンタミネーションの度合は変わらないという結果がでています．よって当院の血液培養検査では，アルコール 2 回消毒としています．ヨード剤だと穿刺部位が茶色くなり血管がわかりにくかったのですが，アルコール消毒だと問題なく穿刺部位がみえるので助かっています．また，菌の検出率が上がること，コンタミネーションの評価に使えることから，血液培養検査を行う場合は 2 セットを基本にしましょう．

院長から一言

　皮膚穿刺部位の汚れを物理的に除去することがとても大切なので，穿刺部位と周辺を 70％アルコールで擦るようにして消毒しましょう．

▶文献　医療情報科学研究所．看護技術がみえる vol.2 臨床看護技術．メディックメディア；2018.

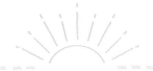
Q121 障害をもった方の運転免許取得，更新は？

>作業療法士

A まずは運転免許センターに相談する．

　障害をもった方の運転免許取得・更新において適性検査や診断書提出の対象になるかならないかは「公安委員会」が決定するので，自己の判断や病院からの助言を鵜呑みにすることなく，まず免許センターへ相談します．公安委員会が適正検査や診断書提出の対象と判断し，再取得，更新の手続を行うこととなれば，運転免許センターや県内各警察署から診断書の用紙を受け取ります．その診断書を持って医師の診察を受けます．医師の作成した診断書を運転免許センターに提出し，運転の可否判定を受けましょう．

　再取得や更新の際に押さえておきたい法律上の問題として，質問票での報告義務があります．運転免許取得や更新の申請をする際に，「一定の病気等」に該当するかどうかを判断するため，質問票が交付されます．脳卒中，認知症，てんかん，アルコール中毒などが含まれ，虚偽の報告をした場合は1年以下の懲役または30万円以下の罰金が科せられます．

院長から一言

逆に，運転免許を持っている方が，何らかの理由で身体障害者となった場合，臨時適性検査を受ける必要があります．

▶文献　日本身障運転者支援機構. https://www.hcd-japan.com/menkyo.html

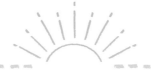

Q122 持続皮下注射の適応は？
>医師

A 薬剤内服が困難な場合や短時間で症状マネジメントが必要な方.

　持続皮下注射は，1980年代はじめより英国の緩和ケア領域では症状緩和のために広く使用されてきた方法です．現在は，日本でも緩和ケア病棟や在宅医療の現場で広く普及してきています．悪心・嘔吐や消化管閉塞，嚥下困難，意識障害などで薬剤の内服が困難な場合，短時間で症状マネジメントが必要な場合に用いられます．薬剤投与量の微調整を必要とする際にも有用な方法です．穿刺部位は前胸部，腹部，大腿部，上腕外側など皮下脂肪が厚く，生活に支障がなく，固定しやすい部位を選択します．腹部では，臍周囲5㎝とズボンやパンツのゴムで締めつけるところは避けましょう．患者の動きに合わせて，事故抜去が起こりやすい部位は避けましょう．たとえば，トイレで排泄する患者の場合は大腿部以外を選択するようにしましょう．せん妄のため自己抜去のリスクがある場合は，上腕は比較的自己抜去の頻度が少ないです．投与速度は，0.05 ～ 0.8 mL/時で投与することが多いです．海外の文献では2mL/時までと記されていますが，0.5mL/時を超えると徐々に疼痛や吸収障害が問題となってくるため，投与速度上限を1 mL/時までとすることを推奨します．

院長から一言

　生理食塩水や維持液などの皮下輸液も在宅の現場では有効です．サーフローなど外筒のある静脈留置針を用いることで，自宅でも安全に実施できます．

▶**文献**　久永貴之，他. 症状緩和のためのできる！使える！皮下投与. 南山堂; 2020.

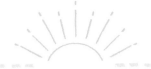
Q123 障害年金を申請できるのはいつから？

>事務

A 初診日から1年6カ月経過してから.

　障害年金は，原則，初診日から1年6カ月経過しないと請求することはできません．ここでいう初診日は，その傷病について，初めて医師または歯科医師が診た日が初診日になります．同一傷病で転医があった場合は，一番初めに医師等の診療を受けた日が初診日の扱いになります．なぜ1年6カ月という期間が設けられているかというと，病気やケガが「障害」と呼べるような状態になるまでに少なくとも1年6カ月の期間が必要とされているためです．

　障害年金の申請にあたっては初診日が重要になるため，初診日がいつであるかを証明する書類である「受診状況等証明書」を提出する必要があります．受診状況等証明書はその傷病について，初めて医師または歯科医師が診た医療機関（初診病院）で作成する書類です．初診病院でカルテの廃棄，廃院等の事情で受診状況等証明書の作成ができない場合は，その次に受診した医療機関に受診状況等証明書の作成を依頼します．

　また，障害年金を受給するためには，保険料の納付要件があります．保険料の納付要件を満たさない限りは，障害年金は受給できません．納付要件を満たしているかどうかは，年金事務所で調べてもらうことができます．

院長から一言

　初診日から1年6カ月経過するのが原則ですが，手足の切断，心臓ペースメーカーの植え込みなど，1年6カ月を待たずに請求が可能な場合もあります．

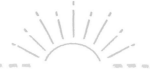

1 MINUTE MORNING STUDY

Q124 耳垢は定期的にとった方がいいの？
> 医師

A 定期的にとらなくて良い.

　耳垢は自然と外に出てきますので，耳掃除は基本的には必要ありません．

　耳垢は表面を覆うことで外耳道を守り，耳垢が外に出てくるときに，同時に異物を排出させます．昆虫の侵入防止の役割もあり，掃除し過ぎて耳の中がつるつるだと，ハネアリなどの虫が巣穴と間違えて入り込むこともあるようです．

　耳かきは外耳道を傷つけるリスクがあるばかりでなく，外耳道の自浄作用を破壊してかえって耳垢が溜まりやすくなったり，外耳道癌のリスクにもなるといわれています．また，耳垢をとるつもりが，綿棒で押し込んでしまって除去しにくくなることもあります．

　日本やアメリカの耳鼻科学会でも「耳垢は除去する必要はない」としています．ただし，耳が痛い，聞こえにくい，耳垂れが出る，学校健診で指摘された，などあれば耳鼻科など医療機関を受診しましょう．それ以外でどうしてもとりたければ，1カ月に1〜2回までの頻度で，出口付近の耳垢を綿棒でやさしくとるぐらいで十分です．

院長から一言

欧米では「耳掃除はやってはいけない禁断の快楽」とも呼ばれています．まぁ，気持ちいいですもんね，耳かき.

JCOPY 498-12004

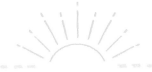
Q125 水痘と帯状疱疹の違いは？

> 医師

A 水痘・帯状疱疹の初感染が水痘で，再活性化が帯状疱疹．

　水痘も帯状疱疹も水痘・帯状疱疹ウイルスというウイルスから生じる疾患で，原因ウイルスは一緒です．このウイルスの初感染が水痘で，再活性化が帯状疱疹です．多くは子どものころに水痘として罹患します．その後ウイルスが神経節の所に潜みますが，自分の免疫の力で抑えられています．年齢が上がって免疫が落ちると帯状疱疹として発症します．水痘は顔面を含む全身に新旧混在した水疱，痂皮が出ますが，帯状疱疹は，神経支配領域に従って体の一部分の片側だけにでます．

　水痘は空気感染するので個室隔離が必要ですが，帯状疱疹は空気感染はしないので，個室隔離でなくていいです．ただし，帯状疱疹の皮疹が神経支配範囲以外の部位にでたら，ウイルス血症が生じているので，感染性が高くなり個室隔離が必要になります．

　水痘は子どもが感染した場合，多くは軽症なので，全身状態がよければ，特に薬剤を投与せず経過観察を行うことが多いです．帯状疱疹は帯状疱疹後神経痛へ移行することもあるので，発症から72時間以内に抗ウイルス薬の投与を開始することが推奨されています．

院長から一言

コロナワクチンの影響で帯状疱疹も少し増えているという報告が出てきていますね．

▶ **文献** 国立感染症研究所．IASR，2018；39：144-5．

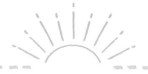

Q126 乳癌患者さんの患側の腕は いつまで使ってはいけないの？

>看護師

A 腋窩リンパ節郭清を受けている場合，術後の経過年数にかかわらず患側の腕を使うことは避ける．

　腋窩リンパ節を郭清（すべて取ること）すると周囲のリンパ管も切断され，リンパ液の流れが滞ることでリンパ浮腫を生じます．また皮膚の直下にある毛細リンパ管は外部からの刺激でこわれやすいため，血圧測定時にマンシェットで圧迫することはリンパ浮腫の発症・増悪につながります．

　リンパ節は免疫器官の1つであり，リンパ液に入り込んだ細菌やウイルス，がん細胞などの異物をせき止めて排除し全身に循環するのを防ぐ「関所」のような役割もあります．腋窩リンパ節郭清を行った側の腕は，免疫機能が低下した状態となり，注射の針によってできた，わずかな傷からでも細菌が侵入すると感染を引き起こしやすくなります．手術で郭清されたリンパ節は，元通りに再生することはありません．リンパ浮腫や感染の発症をできるだけ回避するためにも，腋窩リンパ節郭清後は，術後の経過年数にかかわらず，患側を愛護的にいたわることが大切です．

　センチネルリンパ節生検（乳癌がリンパ節転移する際，がん細胞が最初に到達するリンパ節を調べ，転移がなければ腋窩リンパ節の郭清を回避する術式）の場合も，いくつかのリンパ節を取り出していることから，リンパ浮腫や感染の発症リスクがまったくないとはいえません．そのため，センチネルリンパ節郭清後も同様に適切なケアが必要です．

▼ 院長から一言

　血圧測定や採血だけでなく，皮下・筋肉注射も患側の腕は避けましょう．

▶**文献** 増島麻里子. 病棟・外来から始めるリンパ浮腫予防指導. 医学書院；2012.

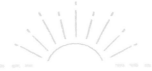
Q127 貧困に気づいたときには どこに相談したらいいの？

>ケアマネ

A まずは，支援団体に相談してみよう．

　広島市の場合，貧困に関する代表的な相談窓口は，社会福祉協議会の中にある「くらしサポートセンター」です．くらしサポートセンターは，生活保護に至る前の段階の自立支援策を強化することを目的としている相談窓口です．子どもさんを抱えた方の窓口の場合，「こども夢財団イクちゃんねっと」や広島市各区に設置されている地域支えあい課があります．高齢者の場合，地域包括支援センターおよびケアマネが気づき，各関係機関や生活保護課への相談，代行申請等を行っています．

　多重債務等で悩んでいる方は，「法テラス（日本司法支援センター）」に相談できます．法テラスは，国によって設立された法的トラブル解決のための総合案内所で，弁護士会・司法書士会が相談窓口を無料で紹介しています．

　最近では，新型コロナウィルスが拡大する中で，仕事を失う・住宅を失う・大学に通えないなどの方が増えています．貧困問題を解決するために活動する団体「新型コロナ災害緊急アクション」にメールで相談することもでき，メールフォーム内の「相談したいこと」には，「急ぎ宿泊先を確保したい」「急ぎ食料がほしい」「仕事について相談したい」「医療・健康について相談したい」「生活保護を利用したい」「生活保護以外の制度を利用したい」などの項目があり，あらゆる相談に対応しています．

✉ 院長から一言

　それぞれの自治体の支援先を確認しておくことに加え，院内に支援先と患者さんをつなぐ担当者を決めておくと，実際の支援につながりやすくなります．

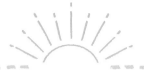
Q128 小児科外来診療料ってなに？

›事務

A 小児科外来診療料は6歳未満の乳幼児の包括点数．

　小児科外来診療料は6歳未満の乳幼児の包括点数（いわゆる「マルメ」の点数）です．小児科を標榜する医療機関で算定でき，届け出が必要になります．別に算定できる項目を除き，検査料や処置料は診療料に包括されます．たとえば3歳の患者が受診（初診）し，検査および処方箋を交付した場合，届出を行っていれば小児科外来診療料のみを算定し，届出を行っていなければ，初診料＋検査＋処方箋料を算定します．小児科外来診療科の点数は以下の通りです．

　処方箋を交付する場合：初診時　599点，再診時　406点

　処方箋を交付しない場合：初診時　716点，再診時　524点

　別に算定できる項目

　・初診料の機能強化加算・初再診の時間外加算，休日加算，深夜加算

　・外来感染対策向上加算（月1回）・連携強化加算（月1回）

　・往診料（加算含む）・地域連携小児夜間・休日診療料

　・院内トリアージ実施料・夜間休日救急搬送医学管理料・診療情報提供料（Ⅱ）

▼ 院長から一言

小児科外来診療料を届け出ない場合は，検査をしないと診療報酬が少なくなるため検査を多用する傾向があり，届け出る場合は，検査をすればするほど儲けが少なくなるので，検査を控える傾向があるとされています．

▶**文献** 診療報酬研究会，編著．診療所外来点数マニュアル2022．じほう；2022．

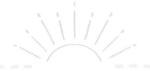
Q129 ALS の意思伝達装置には何がある？

>作業療法士

A パソコンベースのもの，そうでないものの2種類に分けられる．

ALSの方の補装具（障害のある方が日常生活上において必要な移動や動作等を確保するために，身体の欠損または損なわれた身体機能を補完・代替する用具）としての意思伝達装置には，自分の想いをスイッチを使用して入力し，音声で伝えるという装置があります．環境制御機能や通信機能が付加されたものもあります．

パソコンベースのものは「伝の心」(HITACHI)や「Miyasuku EyCon」(ユニコーン) などがあり，インターネット接続によってウェブサーフィンやメール・LINE なども行えます．

パソコンベースでないものは，「ファインチャット」（アクセスエース）などがあり，重量が軽いため，持ち運びに向いており，小児や外出用としての使用にも向いています．

操作するためのスイッチの入力には四肢のほか，唇や舌，視線等があります．徐々に動かなくなるALSの場合，腕や手や指，そして足が動かしにくくなっていく過程のどこかで，スイッチを選定していかなければなりません．

✉ 院長から一言

動かせる身体動作が，どの部位でどの程度なのかを把握し，使えそうなスイッチを試す．これを繰り返しながら，使える機種を選定します．病気の進行により適宜評価が必要です．

▶文献　iCare ほっかいどう．https://icare-h.com/

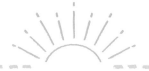
Q130 高齢者の入浴中の突然死を防ぐにはどうしたらいい？

>医師

> **A** 環境や入浴のタイミングを調整して血圧の変動を小さくする.

　冬場は，入浴中に意識を失い，浴槽内で溺れる事故が多くなります．厚生労働省人口動態統計（令和2年）によると，高齢者の浴槽内での不慮の溺死および溺水の死亡者数は4,724人で，交通事故死亡者数2,199人のおおよそ2倍です．

　脱衣所や浴室が寒くなっていると，血管が収縮し，血圧が上昇します．お風呂に入り，体が温まると，今度は血管が広がり血圧が低下します．急に血圧が低下することで，脳に血液が行きづらくなり，失神を起こします（特に高齢者は血圧の調節機能がうまく働きません）．浴槽内で意識を失うことで溺死してしまいます．つまり，入浴によって，血圧がジェットコースターのように上がったり下がったり，大きく変動することが原因であり，血圧の変動を小さくすることが対策になります．具体的には，入浴前に脱衣所や浴室を温めておく，お湯を熱くしない（41℃以下），長湯をしない（10分以内），食事直後・飲酒時の入浴を控える（血圧が下がっているため），夕食前・日没前に入浴する（気温が下がる前に），浴槽から急に立ち上がらない（血圧が急に下がるため），入浴時は家族が頻回に見回りに行く，等によって対策を行います．

✉ 院長から一言

　サウナは熱い環境から水風呂へ入るため，血圧のジェットコースターが起こりやすくなります．ですので，高齢者はサウナは避けた方がよいです．

▶**文献** 政府広報オンライン．https://www.gov-online.go.jp/useful/article/202111/1.html

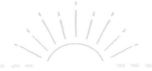
Q131 「仕事＝苦労」という考え方，昭和だと思うんですけど？

>医師

A 昭和そのもの．

　「仕事＝苦労」という考え方は，昭和的な考え方だといわれています．例えば，言われなくても苦労して調べてやるべき，休みの時間も自分でしっかり勉強するべき，休むなら働け，有給は基本とらない，空いた時間があれば仕事をみつけてやるべき，連絡はLINEじゃなく電話か直接，上下関係は絶対，目上の者は敬うべき，飲み会は大切，成果よりも苦労で評価，残業なんて当たり前，部下が楽するなんて許せない，などなどです．

　多くの医療機関は，幹部クラスが昭和世代だったり，昭和世代の指導を受けた人たちが多かったりするため，昭和的な考え方がベースとしてしみついているのが一般的かもしれません．

　昭和的な考え方のうち必要な部分は大切にしながらも，特に幹部クラス（院長，師長，事務長など）が考え方を変える必要性が今後はありそうです．

　「仕事＝苦労」から，「仕事＝成果」へのシフトチェンジが必要です．休みがとりやすく，残業しなくてよい働き方が大切です．苦労よりも成果・効率を重視し，同じ成果を得られるなら楽な方法を選択したいところです．部下・新入社員には自分達よりも楽をしてもらうよう仕事の効率化を図るのがよいでしょう．

　今後も時代の流れとともに考え方・文化も変化していくものと思われます．私たちのクリニックでは，常に30〜35歳世代の考え方を意識した組織運営を行うよう心がけています．

✉ 院長から一言

LINEやメールより，直接の対面や電話の方が丁寧かもしれませんが，相手の時間を奪うことにもなるという認識も大切です．

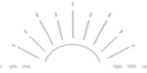
Q132 在宅患者訪問点滴注射管理指導料っていつ取れるの？

> 事務

1週間（7日間）のうち3日以上の点滴注射を行う必要を認め，看護師・准看護師に対して必要な指導管理を行った場合に算定できる.

　訪問看護を受けている通院困難な患者で，主治医が診療に基づき1週間（7日間）のうち3日以上の点滴注射を行う必要を認め，看護師・准看護師に対して留意事項などを記載した文書を交付し，必要な指導管理を行った場合に算定できます．点数は100点で週1回の制限があり，1週間のうち3日以上看護師・准看護師が点滴注射を実施した場合に，3日目に算定します．同指導料には必要な回路などの費用が含まれており別に算定できませんが，薬剤料は別途算定ができます．薬剤の種類に関する制限は特にありません．在宅患者訪問点滴注射管理指導料が算定できないケースとしては①看護師・准看護師ではなく医師が点滴実施した場合，②週3日以上の点滴指示を出したが実際には週3日以上の点滴が行われなかった場合，③在宅中心静脈栄養法指導管理料または悪性腫瘍等患者指導管理料を算定している場合などがあります．指導料を算定できない場合であっても，使用した分の薬剤料は在宅医療の部に規定されている薬剤に限り薬剤料を算定できます．

院長から一言

　Q57とほぼ同様の内容です．本書では重複する内容は（Q57とQ132を除いて）省いていますが，実際の「朝の1分間勉強会」ではしばしば近い内容の発表があります．

▸ **文献**　永井康徳. たんぽぽ先生の在宅報酬算定マニュアル　第5版. 日経BP; 2018. p.120-1.

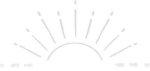

Q133 誤嚥予防のため水分に付けるとろみの量は適当でいい？

>作業療法士

A 3段階設定を参考に設定する.

　嚥下機能が低下した人にとって，液体は誤嚥しやすい性状をしているため，しばしば水分にとろみをつけます．日本摂食嚥下リハビリテーション学会では，学会分類2021でとろみについて，粘度やLST値別で，薄いとろみ・中間のとろみ・濃いとろみの3段階で分類設定をしています．これに該当しない，薄すぎるとろみや，濃すぎるとろみは推奨していません．中間のとろみは，明らかにとろみがあることを感じますが，「drink」するという表現が適切なとろみの程度です．薄いとろみは，中間のとろみほどのとろみの程度がなくても誤嚥しない症例を対象としています．細いストローでも容易に吸えます．濃いとろみとは，スプーンで「eat」するという表現が適切なとろみで，ストローの使用は適していません．コップを傾けてもすぐに縁までは落ちてきません．このように，飲んだ時の性状や見たときの性状は3段階の分類の目安になるので，まず，使用したいとろみ剤で実際に水分にとろみを付けてみて，見た目や飲んだ時の性状を複数人で確かめ，3段階のどのとろみに該当するか，みてみるとよいと思います．

院長から一言

　とろみをつければ誤嚥のリスクは低くなりますが，「液体を飲む」感覚からは離れてしまいます．程よいバランスを探っていきましょう.

▶**文献**　日本摂食嚥下リハビリテーション学会嚥下調整食分類2021.

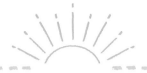

Q134 年次有給休暇とは？

> 事務

A 心身の疲労を回復しゆとりある生活を保障するために付与される休暇のこと.

年次有給休暇とは，一定期間勤続した労働者に対して，心身の疲労を回復しゆとりある生活を保障するために付与される休暇のことです.

業種，業態にかかわらず，また，正社員，パートタイム労働者などの区分なく，一定の要件を満たしたすべての労働者に対して与えられているものになります.

年次有給休暇が付与される要件は以下の通りです.

① 雇い入れの日から6カ月経過していること.

② その期間の全労働日の8割以上出勤したこと.

　※ 産休，育休など育児・介護休業期間は通常勤務したものとみなしますので8割以上の出勤がなくても，付与に必要な勤続期間に含めることができます.

この要件を満たした職員に対して，勤続年数に応じた日数が与えられます.年10日以上の有給休暇が付与された人は年5日以上の取得が義務付けられています.付与された年次有給休暇を使い切れない場合，残った有給の日数は，次の1年間まで繰り越すことが可能です.年次有給休暇の有効期間は2年間となり，この有効期限を越えると消滅します.前年付与した日数以上の繰越はできません.

院長から一言

有給休暇を取得する際には，職場に理由を伝える必要はありません.もし理由を求められたとしても「私用のため」と伝えればOKです.

▶ 文献　厚生労働省 - 年次有給休暇取得促進特設サイト.
https://www.mhlw.go.jp/seisakunitsuite/bunya/koyou_roudou/roudoukijun/jikan/sokushin/roudousya.html

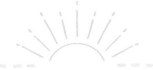

Q135 しもやけってなに？
>医師

A しもやけは小動静脈のうっ血によって皮膚が炎症をきたす疾患．

　しもやけとは，反復の寒冷刺激によって小動静脈がうっ血し，炎症をきたす状態のことです．医学的には，凍瘡（とうそう）と呼ばれています．寒暖の差が激しい時に起きやすいので，初冬や初春に生じやすいと言われています．1日の中で寒暖差が10℃あると出現しやすくなります．手足や耳，鼻尖部にでますが，患部全体が発赤するタイプと明瞭な円形の紅斑が散在する多型紅斑のタイプがあります．前者は子ども，後者は大人に多いです．入浴したり，就寝時に布団に入るなどして温まるとかゆみが増強することがあります．

　治療は寒暖差を避け，保温することが重要です．厚手の靴下や手袋を利用したり使い捨てカイロなどを上手に活用するといいです．薬は血流を促すビタミンEの外用薬を処方することが多いですが，外用する際にマッサージするのも有効です．それでも改善に乏しければ，内服薬（ビタミンE製剤や漢方薬）を処方することがあります．通常初冬から初春に生じますが，夏に生じる場合には膠原病などの疾患を疑い，問診，検査を行っていくことが必要になります．

✉ 院長から一言

　少年サッカーの監督をしている患者さんは毎年冬になるとしもやけがつらくて困っていました．厚手のくつ下，ビタミンEの内服・外用・マッサージでも改善しなかったのですが，防水のくつにかえたところ，劇的によくなりました．風を通さなくなったのが良い効果につながったようです．

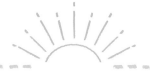

Q136 抗アレルギー薬って眠気がある方が効果あるの？

>医師

A 抗アレルギー薬の眠気と効果は相関はない.

　抗アレルギー薬の眠気と効果は相関しません. 眠気は脳内のヒスタミンH$_1$受容体に薬剤がどれくらい結合するかによって決定します. 古いタイプの第一世代のポララミン®は脳内のヒスタミンH$_1$受容体の占拠率が50％も占めますが, 非鎮静性といわれる新しいタイプの抗アレルギー薬は20％以下です. 一方, 薬剤の効果は脳内のヒスタミン受容体の占拠率ではなく, 末梢における作用で決まります. 末梢のヒスタミン受容体に結合しやすいもの, つまり親和性が高いものを選ぶことが効果を十分に発揮する上で重要です. 高親和性のものとしてビラノア®, デザレックス®, アレジオン®, ザイザル®が挙げられます. ただしこれ以外の低親和性のものでも効果不十分時に増量すれば高親和性のものと同等の効果が得られるといわれています. 非鎮静性の中から、コンプライアンスを加味して本人に合うのを探すのがよいです. なおパイロットも飲めるのはクラリチン®とアレグラ®です. そのほか眠気が起きにくいものにはビラノア®, デザレックス®などがあります. 米国では, デザレックス®もパイロットの内服が許可されています.

院長から一言

　眠気が出ずに効果が出る薬がいいですよね. 1日1回希望, 後発品があるもの希望など患者さんに応じて処方しています.

▶文献　谷内 一彦. 日耳鼻. 2020; 123: 196-204.

JCOPY 498-12004

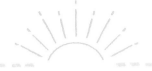

Q 137 プリセプター制度ってなに？

>看護師

A 看護師業界特有の教育制度.

　看護業界特有の制度としてプリセプターシップがあります．職場によって実態は多少異なりますが，一般的に先輩看護師の「プリセプター」が新人看護師の「プリセプティー」をマンツーマンで指導・教育・フォロー・ケアすることを指します．この制度は6カ月から1年の期間を設けるケースが一般的であり，新人看護師が臨床現場に立つ初期段階で用いることで高い効果の発揮が期待されます．

　プリセプターが中心となり同じ職場の先輩みんなで育てるため，プリセプティー毎に年間計画をたて，マニュアルに沿った指導をしていきます．プリセプターに期待されることは，プリセプター自身の成長とプリセプティーの不安を取り除けるよう，精神的なフォローをすることです．

　当院でも同じような教育制度を実施しています．採用になった職員へ相談役を一人つけるようにしています．当院へ入職される方は，現時点で新人看護師はおらず，経験をつんだ看護師ばかりです．しかし働く場所が違うと，物品の場所がわからず，看護技術も異なることから，マニュアルを作成し，スタッフみんなが同じように伝えられるように準備し，教育をしています．また新人さんには進捗状況を確認しつつフォローをしています．

院長から一言

医師にも似たような制度があります．その他の医療専門職にも同様の制度があるとよいですね.

▶文献　日本看護協会．https://www.nurse.or.jp/

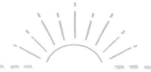

Q138 嚥下調整食は何種類あるの？
> 作業療法士

A 5段階7種類ある.

　日本には，米国のような統一された嚥下調整食の段階が存在せず，地域や施設ごとに多くの名称や段階が混在しています．急性期病院から回復期病院，あるいは病院から施設・在宅などの連携が普及している今日，統一基準や統一名称がないことは，摂食嚥下障害者および，関係者の不利益となっています．

　日本摂食嚥下リハビリテーション学会では，国内の病院・施設・在宅医療および福祉関係者が共通して使用できることを目的とし，嚥下調整食分類2021を示しています．この中で，嚥下調整食は，コード0〜4（0j・0t・1j・2-1・2-2・3・4）の5段階7種類に分類されています．学会分類2021食事早見表では，形態や特色，主食の例，必要な咀嚼力，他の分類との対応等，わかりやすく説明がされているので，自分が所属する機関の食事が，どの名称に当たるか照らし合わせてみるとよいと思います．コード0や1の段階は，必要エネルギーが経口からのみでは不十分なことが多く，補助栄養についても配慮する必要があります．

✉ **院長から一言**

　評価のために簡易なチェックリストを活用するとよいでしょう．

▶**文献**　日本摂食嚥下リハビリテーション学会嚥下調整食分類2021.

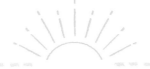

Q139 見守りシールってなに？
>ケアマネ

A 認知症のため自宅がわからなくなる高齢者の衣類や持ち物に貼るシール.

　広島市は，認知症などにより外出したまま自宅に帰れなくなった高齢者などの早期発見，早期保護のための仕組みとして，「はいかい高齢者等SOSネットワーク」を運用しています.

　「はいかい高齢者等SOSネットワーク」に登録している人は，「認知症高齢者等保護情報共有サービス」を利用できます．これは，衣服や持ち物などに貼られた見守りシールの二次元コードを読み取ると，発見者と家族などがインターネット上で情報共有でき，迅速に身元確認や家族への引き渡しができるサービスです．発見者は二次元コードを読み取ると対処方法がわかるので安心です．チャット形式の伝言板でやりとりを行い，24時間365日利用できます．伝言板にはニックネームで登録するので個人情報を開示することなく，発見から保護，ご家族への引き渡しまで安心，安全，迅速に行えます.

　前述のように，対象者は，「はいかい高齢者等SOSネットワーク」に登録のある方になります．申請者は，緊急時に必ず連絡がとれるご家族で，対象者と同居または同様の状況にあり介護者を常時介護している方および同等の状況にあると認められた方となります.

院長から一言

民間ベースでも，専用のお守りやシューズにGPSを組み込むサービスがあります.

▶ **文献** 広島市．認知症高齢者等保護情報共有サービス.
https://www.city.hiroshima.lg.jp/site/ninchisho/882.html

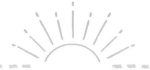

Q140 暴言・暴力をふるう患者の対応はどうしらいいの？

>看護師

 毅然とした対応で安全を守る必要がある.

　医療機関での暴言・暴力は，職員の心身に影響を与え，安全で質の高い医療や看護提供の妨げになっています．暴言や暴力行為となる要因として，疾患への不安・恐れ・苦痛・意識障害・急な入院による療養環境の変化・せん妄が考えられます．

　対応として，患者からの暴言・暴力に関する情報を共有（看護師長・主治医などへ報告）します．患者と1対1で対応せず（職員2人以上で対応），必要以上に近づかないようにします．ドアを開けておく等逃げ道を確保します．処置などの介入が困難な時も，主治医へ報告・指示を受けます．所属長は統括責任者に報告し対応を協議します．入院継続の有無は主治医および統括責任者の判断によります．患者からの暴力は「病気だから仕方ない」「自分の対応が悪かったのでは」と，職員個人の問題や仕事の一部として受けとめてしまうこともありますが，毅然とした対応で安全を守る必要があります．暴力から医療従事者を守る，「暴行罪」「傷害罪」等の法律もあります．

院長から一言

　当院では，患者さんの暴力事案が発生した場合のシミュレーションを年に数回行っています．マニュアルも作成していますが，いざという時に体が動かないので，避難訓練のように時々練習しておくとよいでしょう．

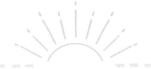
Q141 HbA1c ってどんな検査？

>看護師

A 過去1〜2カ月程度の血液中の糖分の状態を評価する指標.

　HbA1cは測定時から過去1〜2カ月の平均血糖値を反映する指標です. これは赤血球のヘモグロビンにブドウ糖が非酵素的に結合したもので, 高血糖が持続するとその割合が増加します. 赤血球の寿命が120日であることから, HbA1cは過去1〜2カ月の平均血糖値を反映します. そのためHbA1cを測定する際には空腹である必要はありません. 赤血球寿命が短縮, または延長する病態があるときは平均値に変動があるため注意が必要です.

　基準値は4.6〜6.2%です. 血糖正常化を目指す際の目標は6.0%未満, 合併症予防のための目標は7.0%未満, 治療強化が困難な際の目標は8.0%未満です. HbA1c値は, 糖尿病の経過を評価するよい指標です.

　患者さんに上記のように説明しても, 理解が難しい場合もあります. そこで, HbA1c値をわかりやすくするために, 人の体温を例にあげるとよいでしょう. 6.0℃（36.0℃）台の熱は普通ですが, 7.0℃（37.0℃）になるとあれ？おかしいな. 8.0℃（38.0℃）になると大変だと考えるように, HbA1c値に当てはめると患者さんが理解しやすいようです.

✉ 院長から一言

血糖の平均値の目安であるHbA1cが比較的安定していても, 1日の中で血糖変動が激しければ動脈硬化は進行します. 120と180の平均も, 80と220の平均も150ですが, 振れ幅が大きい後者の方が血管へのダメージが強いのです.

▶**文献** 日本糖尿病療養指導士認定機構, 編. 糖尿病療養指導ガイドブック 2021. メディカルレビュー社; 2021.

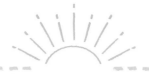

1 MINUTE MORNING STUDY

Q142 せん妄を予防するためにできることは?
›看護師

A せん妄の促進因子を取り除く.

せん妄は急性期の入院患者によく起こる合併症であり,身体疾患に由来する意識障害です. せん妄はさらなる身体的悪影響や危険,患者自身・家族の苦悩,医療者の疲弊にも繋がるため,せん妄のハイリスク患者には早期より適切な対策を行うことが大切です.

せん妄の要因は「準備因子(せん妄を発症させる基礎疾患のことで,火をおこすライターに当たるもの)」「直接因子(せん妄が発症しやすい危険因子のことで,薪に当たるもの)」「促進因子(せん妄の発症を誘発・促進する要因のことで,油に当たるもの)」の3つに分けて考えることができますが,この中の「促進因子」を取り除くためにできることの具体的な例として,

① 認知機能や見当識障害に対し,使い慣れた日用品を使用する,カレンダーや時計を設置する,場所を伝える.
② 身体要因に対し,脱水や低栄養の改善,便秘や疼痛緩和を行う.
③ 不動化に対し,早期から離床を促したりリハビリを取り入れる,点滴やカテーテル等のデバイスを減らす.
④ 睡眠障害に対し,刺激や照明の調整で昼夜のリズムを整える,夜間は医療行為を避ける,利尿剤や点滴は睡眠を妨げない時間帯に投薬する.
といったことが挙げられます.

✉ 院長から一言

退院して自宅に帰ったら,せん妄がぴたりと止まることをよく経験します.「入院しない」ことが一番のせん妄予防になります.

▶文献 久保健太郎,他. 先輩ナースが書いた看護のトリセツ. 照林社; 2021.

142

JCOPY 498-12004

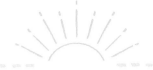

Q143 歩いていれば骨折は否定できる？
>医師

A 歩けていても骨折は否定できない.

　高齢者が転倒し股関節を痛がっている時, 大腿骨の近位部骨折を疑います. 大腿骨近位部骨折の典型例では患肢が短縮し外旋しており, 大転子から臀部にかけて腫脹・皮下出血を認めます. 高齢者が転倒した際に, 問診として歩行可能か否か確認しますが,「歩けているので骨折はない」と判断すると失敗することがあります. 大腿骨頚部骨折で骨折部に転位がほとんどなく, 骨折部が嵌合している場合に, 痛みがありながらも歩行可能なこともあります. あるいは, 不顕性骨折というX線ではわからないタイプの骨折もあります. このような時に痛いながらも歩行を継続していると最終的に骨折部が大きくずれて, より侵襲の高い手術を要することになってしまいます.「転倒して他院でX線撮影を行ったが骨折はなかった. 当初痛みはあるものの歩行可能であったが徐々に痛みが増強し歩けなくなった」, このようなエピソードは大腿骨近位部骨折を疑うべきです. X線で骨折部がわからない場合にはCTやMRIによる検査が必要になることもあります.

院長から一言

認知症の高齢者の場合, 転倒したこと自体を忘れていることも少なくありません. 急に歩こうとしなくなった, 易怒性が悪化したなどあれば, 転倒→骨折の可能性もあるため, 意識的な診察や検査が必要です.

▶ 文献　日本整形外科学会, 他監修. 大腿骨頚部／転子部骨折診療ガイドライン 改訂第2版. 南江堂; 2011.

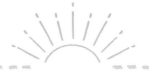
Q144 低血糖症状ってどんなもの？
›看護師

A **血糖値が正常以下に下がった状態で，はひふへほの順番に 症状がおきる.**

　低血糖とは血糖値が正常範囲以下にまで下がった状態のことをいいます．糖尿病を薬・インスリンで治療されている方に高い頻度でみられる緊急の状態です.

・低血糖症状があってもなくても，血糖値が70mg/dLより低い場合
・血糖値が70mg/dLより高くても，低血糖症状のある場合
　上記の場合に，低血糖と診断します.

　看護師が患者さんに説明する時は，日常生活で気をつけて欲しいことをわかりやすく説明しています．低血糖症状は「はひふへほ」の順番で来ます.

　「は」は腹が減る.
　「ひ」は冷や汗がでる.
　「ふ」はふらふらする.
　「へ」は変な感じがする.
　「ほ」はほっとくと倒れる.

　低血糖症状かな？と思った時は血糖測定をして，その患者さんの血糖値と症状の関連を把握するとよいでしょう．外出する時は，糖尿病手帳の持参，ブドウ糖の持参，自動販売機でジュースが買えるように小銭を持参することが重要です．糖尿病手帳があれば，昏睡するような低血糖症状を認めた際，救急隊が迅速に対応できます．チョコや飴は吸収されるのに時間がかかるので好ましくありません.

📩 **院長から一言**

「低血糖は高血糖よりも怖い」です．低血糖は命に関わったり，脳に不可逆的変化が起こりうるからです.

▶**文献**　日本糖尿病学会．糖尿病診療ガイドライン2019．南江堂；2019.

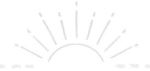

Q145 子宮頸がんワクチンを打ったら, 子宮頸がん検診は受けなくていい?

>医師

A ワクチンを打っても子宮頸がん検診は必要.

子宮頸癌の頻度は高く, 1クラス=35人の女子クラス換算で, 2クラスに1人は子宮頸癌になり, 10クラスに1人は子宮頸癌で亡くなります.

現在, 定期接種(無料)のHPVワクチン(サーバリックス®, ガーダシル®)は, 子宮頸癌の予防効果が50〜70%です(自費ですがシルガード®9は90%以上). すべてを予防できるわけではないので, HPVワクチンを打ったら終わり, というわけではなく, 20歳からの2年毎の子宮頸がん検診が重要です.

HPVには性行為で感染するので, 小6〜高1の女性が打つことが推奨されています. 現在, キャッチアップ(積極的な勧奨が差し控えられていたため打てていない世代の女性への無料注射)が行われています. 17歳〜25歳が対象であり(令和4年), すでに性行為を行っている方は, 小6〜高1に比べ多い状態です. すでに感染している, あるいは子宮頸癌になっている可能性も十分あるため, より検診が必要になります.

小6〜高1に対してもですが, キャッチアップのワクチンを打った方には必ず検診を受けてもらうよう情報提供が必要です. 3回目のワクチン終了時に, 情報提供を行いましょう. 予診の段階で看護師が情報提供し, 接種後に医師からもお話するようにするのが忘れなくてよいですね.

✉ 院長から一言

シルガード®9の子宮頸癌予防効果は90%以上でオススメですが, 自費で高額なのがネックでした. 令和5年度からついに定期接種化されますね!

▶文献 厚生労働省. HPVワクチンについて. https://www.mhlw.go.jp/stf/houdou_kouhou/kouhou_shuppan/magazine/202205_00001.html

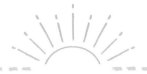

Q146 訪問診療はどんな人が対象になる？

>事務

A 訪問診療の対象は「通院が困難な患者」で，主治医が判断する．

　在宅医療に関連する制度には大きく分けて，「医療保険制度」「介護保険制度」「福祉制度」の3つがあります．在宅医による診療は医療保険で規定されますが，在宅医療の一翼を担う訪問看護・訪問リハビリテーションは医療保険・介護保険の双方に報酬や人員基準などが設定されています．さらに，福祉制度では障害者などが医療費の自己負担の軽減措置や障害福祉サービスなどを受けられる仕組みが整備されています．

　訪問診療を行っている患者には基本的に在宅患者訪問診療料を算定しています．その算定要件の1つに「外来通院が困難な状態」とありますが，これが訪問診療の対象者となります．訪問診療料が設定された当初は「寝たきり，又はそれに準ずる状態」と表現されていましたが，現在は改められ，寝たきり状態でなく，要介護1や要支援の方でも，認知症が進み一人での通院が難しければ訪問診療の対象になります．在宅医療の対象は「疾病，傷病のために通院による療養が困難な者」とされ，個々の患者が該当するかどうかは主治医の判断によります．さらに，在宅患者訪問診療料は，「少なくとも独歩で家族・介助者などの助けを借りずに通院ができる者などは算定できない」ことが通知し示されています．

✉ 院長から一言

歩けるけど通院はできない認知症患者に訪問診療として医師が関われるようになったことで，医師からの指示を必要とする訪問看護も入りやすくなりました．

▶**文献**　保険診療の手引 2020 年 4 月版．全国保険医団体連合会．2020．

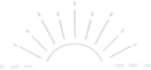
Q147 睡眠の質と量はどちらが大切？

>医師

A 量が大切.

睡眠の量の方が質より大切です. 量が足りてないのに質では補えません.

6時間未満の睡眠の場合, 7時間以上の睡眠と比べて, 心筋梗塞になる率が20％増えることがわかっています. また仕事のミスも6時間未満の睡眠だと有意に増えることもわかっています. 睡眠時間を確保するため, 高校の始業時間を1時間遅らせたら, 成績が平均で4.5％向上した, という研究もあります.

レム睡眠（脳が活発に動いている睡眠）とノンレム睡眠（深い睡眠）の周期が平均90分なので, 90分サイクルで睡眠時間を確保するのがよいと言われることがあります. したがって90分×4サイクルの6時間睡眠が推奨されたり, 極端な例では3時間でよいと言う人もいます. しかし, 90分というのはあくまで平均であり, レム睡眠とノンレム睡眠の周期にはかなり個人差があるため, 90分サイクルにしても意味がありません.

まずは7時間以上眠ることを目指し, それでも眠い場合は睡眠の質改善に取り組んでみてください.

📩 院長から一言

私もかつて, 3時間睡眠法など試したことがありましたが, 日中眠くてパフォーマンスが最悪でした.

▶文献 津川友介. HEALTH RULES. 病気のリスクを劇的に下げる健康習慣. 集英社; 2022.

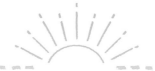

1 MINUTE MORNING STUDY

Q148 認知症初期集中支援チームとは？

>ケアマネ

A 認知症の疑いがある，もしくは認知症を発症している方を適切なケアに結び付けることをサポートするチーム．

　認知症の疑いがあったり，認知症を発症しているけど，どの医療機関・支援にも結び付いておらず，家族や近隣住民も困っている方々を，適切なケアに結び付けることを目的として認知症初期集中支援チームが創設されました．

【チームメンバー】

　認知症サポート医，医療・介護の専門職（看護師，精神保健福祉士等）

【支援対象者】

　40歳以上で，在宅で生活しており，かつ認知症が疑われる人または，認知症の人で医療・介護サービスを受けていない人，中断している人

【支援の流れ】

① 支援対象者の家族や近隣住民が地域包括支援センター等へ相談し，必要に応じて支援チームにつなぐ．

② 支援チーム員はご自宅を訪問し，認知症についての困りごとや心配なことを確認する．

③ 支援チームによる症状に合った対応等のアドバイスを行う．必要に応じて専門医療機関への受診の促しや調整，介護サービス等へのつなぎを行う．

④ 安定的な支援につながったことを確認の上，関係機関に引き継ぐ．

✉ 院長から一言

当院にも同チームが設置されています．チーム員で自宅に訪問し，認知症カフェに参加誘導→そのまま受診，訪問診療につなぎ主治医意見書を作成，など，複数の人が適切なケアにつながっています．

▶文献　https://info.ninchisho.netkatuko.net

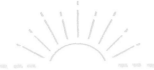

1 MINUTE MORNING STUDY

Q149 子どもへのインフルエンザワクチンは2回接種が必要？

>医師

A 9歳以上なら1回でもOK.

　インフルエンザワクチンは日本においては13歳からが1回接種で，それ未満の小児には2回接種が勧められています．年齢が低い小児はウイルスから体を守る抗体が作られにくく，1回接種よりも2回接種の方が抗体価が高くなるため，とされています．過去に日本独自の小児に対する投与量（海外よりも少量だったが2011年から海外と同等になった）が設定されていた経緯があり，効果が低かった名残りもあるのだと推察します．一方でアメリカなど海外では，9歳以上には1回接種でOK，9歳未満の児も前シーズンまでに2回接種をしていれば1回接種でOK，とされています．インフルエンザワクチンの流通不足の影響もあったためか，2020/2021年シーズンには厚労省のホームページでも「WHOは9歳以上では1回接種が適切との見解」と情報が紹介されるようになりました．その年のインフルエンザの流行状況，ワクチンの流通状況，接種費用など，その都度の状況に応じてかかりつけ医と相談することが大切だと思います．

院長から一言

　患者さんに説明すると，9歳以上の方の多くは1回接種を希望します．受験生の場合は2回接種を選択する割合が増えます．

▶文献　Grohskopf LA, et al. MMWR Recomm Rep. 2021; 70: 1-28.

Q150 リモートワークはコロナ太りの原因になるの？

>医師

A なる.

　コロナ禍での外出自粛により，健康にもさまざまな悪い影響が出ています.

　100kcalのカロリーを消費するには概ね30分の運動が必要とされています. 仕事中はそんなに動いているつもりはなくても，事務職で450kcal/日，営業職で600kcal/日もエネルギーを消費することがわかっています. リモートワークになると，これだけ分のカロリー消費量が通常よりも少なくなるわけです. ちなみに，コロナ禍の影響で体重が増えた人の割合は，全体で30%，18〜64歳で37%，75歳以上だと22%でした. 若い世代はリモートワークの影響でより体重が増えている可能性が考えられます.

　コロナ禍での外出自粛の長期化で注意すべき病気は，中年と高齢者で異なります. 中年の場合はメタボリックシンドロームにつながります. 運動不足・過食は，高血圧，糖尿病，脂質異常症などの生活習慣病を引き起こしてしまいやすくなります. 一方,高齢者の場合は,コロナ禍での外出自粛で運動量が減り,フレイル(加齢に伴い心身の機能が低下して，要介護状態に陥りやすい状態) やサルコペニア(筋肉の量が減り，筋力や身体機能が低下すること) が問題となります.

✉ 院長から一言

　メタボ対策として，隣を走る人と会話できる程度のペースで走るスロージョギングがおすすめです. 1日30分が目安です.

▶文献　日本医師会. ポストコロナ時代もご飯食と運動で元気に暮らそう！ 2022.

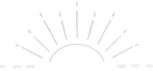

Q151 風邪の時にお風呂に入ってもいいの？
>医師

A 高熱ではなく全身状態も良ければ入浴しても OK.

「風邪をひいたら風呂に入ってはいけない」は，日本独自の考え方です．昭和初期以前は風呂が外にあり，気密性の低い建物に住み，暖房も発達していませんでした．よって入浴後は湯冷めしやすく，湯冷めが風邪を悪化させてしまう可能性を危惧して「風邪をひいたらお風呂に入らない方がよい」と言われるようになったものと思われます．風邪と入浴に関するエビデンス（科学的根拠）は十分ではありませんが，「入浴の有無は風邪症状消失率に影響しなかった」という報告もあり，現在は風邪時に入浴を禁止する必要はありません．鼻の通りが良くなって楽になる，汗を流してスッキリする，というメリットも考えられるので，風邪の時の入浴はアリだと思います．ただし，お風呂場や脱衣場を温めておくなど，湯冷めを防ぐ工夫が必要ですし，長湯も避けた方がよいでしょう．一方で，高熱など体力が消耗している状態では脱水の助長など状態を悪化させる可能性があるので入浴は控えた方がよいです．

他にも「たまご酒は風邪に効果がある」など，風邪に関する言い伝えはいくつかあります．たまご酒は，たんぱく源があまりなかった時代に良しとされており，栄養価が高いから卵が，体が温まるからお酒がよいと考えられていました．しかしながら，アルコールは質の良い睡眠を妨げてしまうので，風邪の時にはお酒は控えた方がよいです．

✉ 院長から一言

アメリカでは，普段はシャワーのみの人が多いですが，風邪をひくとバスタブにお湯をためて入るようです．日本と逆ですね．

〔監修者略歴〕

横林賢一（よこばやし　けんいち）

家庭医療専門医・在宅医療専門医・医学博士
医療法人ほーむけあ　ほーむけあクリニック院長，一般社団法人Jaroカフェ理事長
2003年広島大学医学部医学科卒．飯塚病院（福岡）にて初期研修，CFMD（東京）に
て家庭医療後期研修および在宅フェローシップ修了．10年より広島大学病院総合内
科・総合診療科教員．同年，広島大学家庭医療後期研修プログラムを立ち上げディ
レクターに就任．15年よりハーバード大学公衆衛生大学院に留学し，健康の社会的
決定要因等に関する研究を行う．17年はーむけあクリニック（有床診療所）を開設．
併設したJaroカフェでは，まちの保健室，こども食堂，離乳食教室，認知症カフェ
などの活動を行っている．

診療所で働く人のための
朝の1分間勉強会　　Ⓒ

発　行　2023 年 4 月 10 日　1 版 1 刷

監修者　横林賢一

編著者　ほーむけあクリニック

発行者　株式会社　中外医学社
　　　　代表取締役　青木　滋

　　　　〒162-0805　東京都新宿区矢来町 62
　　　　電　話　　（03）3268-2701（代）
　　　　振替口座　　00190-1-98814 番

組版 /（株）月・姫　　　　　　　　＜SK・YK＞
印刷・製本 / 横山印刷（株）　　　　Printed in Japan
ISBN978-4-498-12004-4